中国医学临床百家

田秦杰 /著

性发育异常
田秦杰2016观点

DISORDERS OF SEX DEVELOPMENT

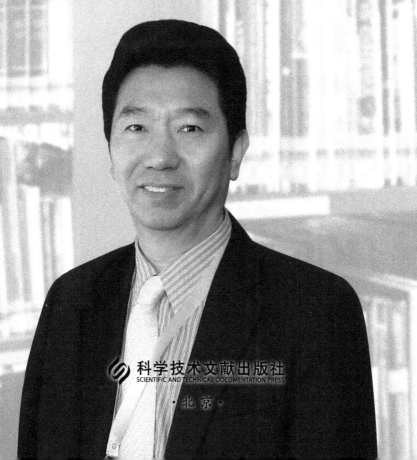

科学技术文献出版社
SCIENTIFIC AND TECHNICAL DOCUMENTATION PRESS

·北京·

图书在版编目（CIP）数据

性发育异常田秦杰2016观点 / 田秦杰著. —北京：科学技术文献出版社，2016. 12（2019. 4 重印）

ISBN 978-7-5189-2120-1

Ⅰ. ①性… Ⅱ. ①田… Ⅲ. ①性发育—发育异常 Ⅳ. ① R585

中国版本图书馆 CIP 数据核字（2016）第 274328 号

性发育异常田秦杰2016观点

策划编辑：蔡 霞 责任编辑：巨娟梅 蔡 霞 责任校对：赵 瑷 责任出版：张志平

出 版 者	科学技术文献出版社	
地 址	北京市复兴路15号 邮编 100038	
编 务 部	（010）58882938，58882087（传真）	
发 行 部	（010）58882868，58882870（传真）	
邮 购 部	（010）58882873	
官 方 网 址	www.stdp.com.cn	
发 行 者	科学技术文献出版社发行 全国各地新华书店经销	
印 刷 者	北京虎彩文化传播有限公司	
版 次	2016 年 12 月第 1 版 2019 年 4 月第 4 次印刷	
开 本	880×1230 1/32	
字 数	56千	
印 张	3.875	
书 号	ISBN 978-7-5189-2120-1	
定 价	58.00元	

序
Foreword

韩启德

欧洲文艺复兴后，以维萨利发表《人体构造》为标志，现代医学不断发展，特别是从 19 世纪末开始，随着科学技术成果大量应用于医学，现代医学发展日新月异，发生了根本性的变化。

在过去的一个世纪里，我国现代化进程加快，现代医学也急起直追。但由于启程晚，经济社会发展落后，在相当长时期里，我国的现代医学远远落后于发达国家。记得 20 世纪 50 年代，我虽然生活在上海这个当时最发达的城市里，但是母亲做子宫切除术还要到全市最高级的医院才能完成；我患猩红热继发严重风湿性心包炎，只在最严重昏迷时用过一点青霉素。20世纪60~70年代，我从上海第一医学院毕业后到陕西农村基层工作，在很多时候还只能靠"一根针，一把草"治病。但是改革开放仅仅30多年，我国现代医学的发展水平已经接近发达国家。可以说，世界上所有先进的诊疗方法，中国的医生都能做，有的还做得更好。更为可喜的是，近年来我国医学界开始取得越来越多的原创性成果，在某些点上已经处于世界领先地位。中国医生已经不再盲从发达国家的疾病诊疗指南，而能根据我们自己的经验和发现，根据我国自己的实际情况制定临床标准和规范。我们越来越有自己的东西了。

要把我们"自己的东西"扩展开来，要获得越来越多"自己的东西"，就必须加强学术交流。我们一直非常重视与国外的学术交流，第一时间掌握国外学术动向，越来越多地参与国际学术会议，有了"自己的东西"也总是要在国外著名刊物去发表。但与此同时，我们更需要重视国内的学术交流，第一时间把自己的创新成果和可贵的经验传播给国内同行，不仅是为加强学术互动，促进学术发展，更是为学术成果的推广和应用，推动我国医学事业发展。

我国医学发展很不平衡，经济发达地区与落后地区之间差别巨大，先进医疗技术往往只有在大城市、大医院才能开展。在这种情况下，需要采取更有效的方式，把现代医学的最新进展以及我国自己的研究成果和先进经验广泛传播开去。

基于以上考虑，科学技术文献出版社精心策划出版《中国医学临床百家》丛书。每本书涵盖一种或一类疾病，由该疾病领域领军专家撰写，重点介绍学术发展历史和最新研究进展，并提供具体临床实践指导。临床疾病上千种，丛书拟以每年百种以上规模持续出版，高时效性地整体展示我国临床研究和实践的最高水平，不能不说是一个重大和艰难的任务。

我浏览了丛书中已经完稿的几本书，感觉都写得很好，既全面阐述有关疾病的基本知识及其来龙去脉，又介绍疾病的最新进展，包括作者本人及其团队的创新性观点和临床经验，学风严谨，内容深入浅出。相信每一本都保持这样质量的书定会受到医学界的欢迎，成为我国又一项成功的优秀出版工程。

《中国医学临床百家》丛书出版工程的启动，是我国现代医学百年进步的标志，也必将对我国临床医学的发展起到积极的推动作用。衷心希望《中国医学临床百家》丛书的出版取得圆满成功！

是为序。

2016 年 5 月

作者简介
Author introduction

田秦杰，中国协和医科大学医学博士，美国宾夕法尼亚大学博士后，北京协和医院妇产科教授，博士研究生导师。现任《生殖医学杂志》副主编,《中国计划生育学杂志》副主任委员、中华医学会妇产科分会妇科内分泌学组委员兼秘书，全国卫生产业企业管理协会妇幼健康产业分会副会长、生殖内分泌组组长、生殖外科与输卵管学组副组长，白求恩－妇科内分泌专项基金委员会副主任委员。

从事妇产科学及妇科内分泌研究。在国内外核心期刊发表论文100多篇，参与编写曹泽毅主编《中华妇产科学》第一、二、三版。作为主编,编写《协和名医谈女性生殖健康》《生殖健康必读全书》《孕产360°》《我的第一本月经管理书》;作为副主编,与郎景和院士编写《青少年妇科学》《女性健康全书》《新婚必读全书》;与葛秦生教授编写《实用女性生殖内分泌学》等专著。现为多家医学核心期刊编委。

前言
Preface

　　性发育异常是一类因性染色体、性腺或性激素异常而性别表现不典型的先天性异常，与染色体、性腺、性激素的异常有关，是一组少见而非罕见的疾病。对患者本人和家庭造成严重的身心压力，社会上许多人也常把这类疾病当奇闻逸事来谈论。而对于一个长期从事该领域的医师来讲，却是困惑和富有挑战性，把此类疾病当作一个专业来做的可能更少。北京协和医院妇产科内分泌组在葛秦生教授的带领下，在年轻一代医学专家和研究者的共同努力下，却是做得风生水起，达到了国际先进水平，并在国内处于领先地位。本书也是对这些工作的总结和经验介绍，同时也加入了一些最新的研究发现。希望对相关领域的医师、研究者，甚至是患者或其家属，有所启发，了解疾病的发生、治疗与预后。

患有性发育异常的女性，常常表现为身高的异常，或偏矮，或过高；可表现为出生时不易辨男女，或青春期发育后有异常变化；或因不来月经或无乳房发育、无阴毛、腋毛生长而感觉与他人有异，但又不敢声张、不愿意就诊，以致有些患者出现了无法性生活、无法生育、出现盆腔肿瘤才就诊发现，甚至在奥运赛场上被对手举报怀疑才被发现有异。长期的文化歧视、自我封闭的心态和内心卑微，使得患有性发育异常的患者常常内心苦闷、抬不起头；父母羞愧内疚、以泪洗面，以为是自己害了孩子。其实性发育异常如同其他疾病一样，不过是大自然中人类的一种变异而已，不是什么古怪之病，也不全是来自父母遗传，所以患者和家属应客观了解疾病的发生原因与预后，积极、主动、尽早就诊，在妇产科医师、内分泌医师、整形医师、心理医师和家庭的合作辅助治疗帮助下，患者是能够健康快乐生活的。我常常告诉患者和其家人，有染色体异常的胎儿能出生活下来的可能仅有0.2%，而你活下来了，你就是上帝的宠儿！性激素异常的新生儿80%出生后就可能面临死亡的威胁，而你挺过来了，你就是奇迹！应当感谢生活赋予你的磨难、痛苦、欢乐与奋争，比别人多一份的感触与感恩。

让我们的医生了解和掌握性发育异常疾病发生的机制与规律，让我们的患者认识自己的性发育异常疾病与预后，让社会客观同情地看待这些性发育异常患者，包容她们、接受她们、帮助她们，这才是编写这本书的初衷。

田秦杰

2016 年 11 月

写于前往母校的飞机上

目 录
Contents

性激素异常导致的性发育异常 / 065

性别确定与性别分化发育的决定和影响因素

1. 新生儿出生后单靠观察外生殖器判定性别有时会出错

判断一个人的性别，传统方法是出生时看外生殖器，有阴茎、阴囊即冠之为男性，有阴唇、阴道即冠之为女性。绝大多数个体用这种方法判断性别是准确的，但有极小一部分个体属性发育异常（disorders of sex development，DSD），不能单用外生殖器鉴别其为男性还是女性。如男性因某些原因睾丸发育不全，外生殖器可为女性外观；如女性有卵巢，但由于肾上腺缺乏某种酶或其他原因而分泌过多雄激素，使胎儿期外生殖器发生男性化表现，被误认为男性。这类 DSD 的患者按外生殖器不能准确地反映其性别。错误地确定性别，会延误器质性病变诊断，也会对患者及其家属在精神上造成严重的创伤。正确诊断和处理这类 DSD 的病例，使患者过上正常人的生活十分重要。近年来随着科学技术的发展，在有关性分化和发育的生理、病理生理及分子生物学方面，对 DSD 的认识有了很大的进展，对造成 DSD 的某些原因也有了进一步的认识。

对出生后性别不清、外生殖器与正常男孩或女孩不一致的孩子，无论是孩子的家长还是医护人员，都不要着急确定其是"男孩儿"还是"女孩儿"，可代之以"小孩儿""婴儿"，并尽快请专家团队会诊，明确病因、讨论预后，给孩子选择一个"最合适"的性别，为孩子未来的生长、生活创造一个相对容易的条件，同时对家属进行心理沟通与辅导。

2. 正常的性分化发育有章可循、有序可查

性别的分化发育过程是一个非常复杂的过程，包括性确定与性分化过程。性确定是指有两性潜能的性腺发育成

睾丸或卵巢的过程。性分化是指发育中的性腺正常发挥功能产生肽类激素和甾体的过程。男女性腺与内外生殖器的分化与发育由多种因素所决定，在胚胎分化与发育过程中有其特定的时间性。了解正常的性别分化发育过程将有助于了解性分化与性发育异常的临床表现。

正常的性分化发育是一个有序的过程，涉及受精时合子内染色体性别的成功确立、遗传性别确立的性腺性别、性腺性别调控的生殖器官及表型性别。在青春期，性别特异的第二性征发育强化和凸现了这种性差异表现。性分化发育过程由无数个位于性染色体和常染色体的不同基因通过不同的机制调节，包括组成因子、性腺甾体、肽类激素和组织受体等。两种性别的早期胚胎具有未分化的相同始基，有女性分化的遗传倾向，没有 Y 染色体上睾丸组织基因的影响，胚胎期未分化的性腺将发育为卵巢；女性身体的性结构（内外生殖道）分化不依赖于性腺激素，在胎儿缺乏睾丸的情况下，无论是否有卵巢均可发生。

3. 决定性别的最根本因素是性染色体

性染色体是决定性别的最根本因素。经过减数分裂的精子和卵子结合后，合子的性染色体为 XX，性腺将发育为卵巢；合子的性染色体为 XY，性腺将发育为睾丸。受精后约 3 周，原始生殖细胞从卵黄囊沿后肠移行至泌尿生殖嵴，最后形成性腺。但在形成性腺分化为睾丸或卵巢之前均将经过一段未分化期。

在 Y 染色体短臂末端有一个结构基因，称为 Y 染色体性别决定区（sex determining region on Y，*SRY*）。目前认为，*SRY* 是使原始性腺发育为睾丸的决定因子（testicular determing factor，TDF）的最佳候选基因。*SRY* 蛋白在睾丸形成前的生殖嵴即有表达，在睾丸中的支持细胞和生殖细胞中表达，并通过其受体起作用。*SRY* 通过调节下游基因的转录而启动男性途径或抑制女性途径，但其机制尚不清楚。

近年来一些研究发现，*SRY* 并不等同于 TDF，*SRY* 阴性的个体可有睾丸，*SRY* 阳性的个体亦可有卵巢，故目前认为 *SRY* 基因只是决定性腺的一个重要调节基因，而非真正的 TDF。

受精后约 44 天，睾丸已具有早期曲细精管的形态，卵巢的分化比睾丸的分化晚大约 5 周，若缺少 Y 染色体或 TDF 的作用，未分化性腺将分化为卵巢。胚胎期卵巢的发育不一定需要 2 个 X。在 45，X 个体的原始生殖细胞移行至生殖嵴与有丝分裂的过程均正常。原始生殖细胞周围需有卵泡膜细胞保护，45，X 个体可能缺乏这种保护，卵泡耗损快，到出生时几乎已没有卵泡。

4. 睾丸确定与发育过程中的调节因子

在性确定的过程中，睾丸的形成与功能是区别男女两性的核心，因而其分化与发育的原因与结果非常重要。

（1）*SRY* 基因及其调控基因：自从 1990 年在人和小鼠中分别发现 *SRY* 基因以来，不断有研究探讨其在男性性别决定中的具体机制。*SRY* 在发育中的性腺中发挥着重要作用，如支持细胞的分化、介导细胞从中肾向原始性腺的迁移、性腺内细胞增生、男性特异性血管生成和支持细胞前体细胞内糖原的富集。但是在 46，XY DSD 患者中，*SRY* 突变的发生率仅占 10% ～ 15%，提示可能有其他基因为正常睾丸发育所需。

类固醇生成因子 1（steroidogenic factor 1，*SF1*）基因，也称为核受体亚家族 5A 组成员 1（nuclear receptor subfamily 5 group A member 1，*Nr5a1*），是一个核受体转录因子，在调节肾上腺和性腺发育、类固醇生成方面发挥着重要作用，也是激活 *SRY* 的一个候选因子。在 46，XY 性反转的患者检查发现了 *SF1* 杂合突变，体外转染研究发现

SF1 可与 *SRY* 启动子结合并使其活化。

肾母细胞瘤（wilms tumor 1，WT1）基因是 *SRY* 和抗缪勒管激素（anti-Mullerian hormone，AMH）重要的转录调节因子，WT1 突变与异常性分化有关，可与 *SRY* 启动子区的调控元件结合。

GATA 结合蛋白 4（GATA binding protein 4，GATA4）突变的转基因鼠出现 *SRY* 表达显著下调，但它并不直接调控 *SRY* 的启动子区，而是与 WT1 和锌指蛋白协同作用。研究发现，*SRY* 与 SF1 可共同激活 *SRY* 基因盒 9（*SRY* box 9，*SOX9*），使双向潜能的性腺向睾丸发育，这个启动过程的时间窗很窄。

小脑肽 4 前体基因（cerebellin 4 precursor gene，*Cbln4*）也是 *SRY* 的直接靶基因，但其在睾丸分化中的功能还不清楚。*SRY* 可能直接或间接抑制 B 连环蛋白的活性使卵巢通路处于休眠状态。XX R 脊椎蛋白 1（R-spondin 1，Rspo1）突变的小鼠出现 *SOX9* 表达相关的雌性至雄性的性反转，说明 *SOX9* 在病理情况下可介导睾丸分化。如果同时缺失 Rspo1 和 *SOX9* 的个体仍可出现睾丸分化，说明 Rspo1、*SOX9* 不是介导雌性至雄性的性反转所不可或缺的，分析发现 *SOX8* 和 *SOX10* 可能介导这一过程。

男性和女性的性别决定和性腺发育过程均是由不同的、主动的遗传通路介导的，而非以前的非睾丸即为卵巢的观点（图 1）。

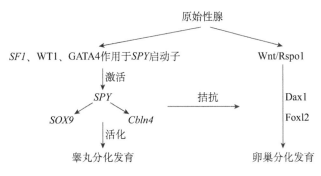

图 1 原始性腺分化发育示意图

（2）非编码 RNA（non-coding RNA，ncRNA）：长的 ncRNA 通过染色质重塑复合物和转录因子可促进人胚胎干细胞的多向潜能。随着高通量测序、生物信息分析和其他生物化学技术的发展，ncRNA 在疾病、生育和发育中的作用逐渐被揭示。

微小 RNA（miRNAs）是 ncRNA 的一种，由 19 ～ 25 个核苷酸组成，在睾丸和卵巢细胞发育的不同时期有时空特异性的表达，通过蛋白质编码基因的转录后调节参与生殖细胞分化、减数分裂后男性生殖细胞的生长和卵母细胞的发育和成熟。miRNAs 与性腺体细胞的功能调节有关，如睾丸的支持细胞和间质细胞、卵巢的颗粒细胞。

miRNAs 由前体物质转化为成熟形式才可以调节基因表达，Dicer 是参与 miRNAs 加工过程的一个关键酶。Dicer 敲除的小鼠在原肠作用之前会死亡，条件性敲除 Dicer 的小鼠在胚胎期 14 天时，支持细胞内 Dicer 失活后，胚胎发育正常，出生时曲细精管的数量和组织学表现与正常对照组无差异，但在睾丸发育中发挥关键作用的基因表达下调。此后出现进行性发育异常：曲细精管结构紊乱、数目减少。

有人用 *SF1* 阳性、Dicer 缺失的细胞做实验，发现 Dicer 为维持睾丸内细胞生存所必须，从胚胎期至出生后 5 天内卵巢发育不需要 Dicer 的存在，说明对 Dicer 的需要可能存在组织特异性。也有研究发现，miRNAs 在卵母细胞成熟和卵泡发育的基因表达中发挥转录后调控作用。

现在研究的焦点放在了生殖细胞特异的 miRNAs 分子功能的识别和特点上，在成熟和不成熟的睾丸里存在 miRNAs 的差异表达，由于这些 miRNAs 的靶标大部分未知，因此很难研究它们的功能。

（3）转化生长因子 β 家族（transforming growth factor β,

TGFβ）和其他蛋白：TGFβ 亚家族包括 TGF I ～ TGF III（由不同的基因编码）、激活素、抑制素、抗缪勒管激素和胶质细胞源性的神经营养因子，除抑制素以内分泌方式外，其余均以自分泌或旁分泌的方式在局部发挥作用。TGFβ 通过影响细胞生长、分化、基质产生和凋亡调节睾丸发育。

Moreno 等研究发现，体外 TGFβ 只在静息期的性腺母细胞中有表达，且抑制其增生。敲除 II 型 TGFβ 受体的小鼠大部分在胚胎期死亡，存活下来的小鼠精原干细胞储备减少，成年后导致不育。用器官培养系统模拟体内发育过程发现，性腺母细胞增生和凋亡的比例增加使其静息状态减少。故 TGFβ 作为性腺母细胞增生的负调控因子，可以调节生殖细胞静息的持续时间，在睾丸发育中发挥着相应的生理作用。

随着区别亚单位和单体的敏感而特异的检测方法的进步，以及亚单位和细胞特异的基因修饰小鼠的出现，对激活素和抑制素的结构和功能的研究越来越深入。激活素是由 β 亚单位组成的二聚体，目前在哺乳动物中共发现了 4 种 β 亚单位，即 βA、βB、βC、βE。抑制素是由 α 和一种 β 亚单位组成的异二聚体。激活素主要通过和 TGF II 型受体亚单位结合，磷酸化后募集并活化 TGF I 型受体亚单位，后者调节下游信号分子的募集和磷酸化，形成复合物进入细胞核内影响基因转录。抑制素和 TGF Ⅲ型受体结合，并与 TGF Ⅱ型受体结合形成复合物阻止激活素信号。用基因芯片和实时聚核链反应（real time polymerase chain reaction，PCR）分析发现，在睾丸中激活素转录水平进行性增加，在卵巢中则没有，而激活素的拮抗物卵泡抑素则在胎儿卵巢中选择性表达上调。完全敲除及条件性敲除激活素编码基因的实验均证实，抑制素 A 为睾丸支持细胞增生和曲细精管形成螺旋所必需的，这种抑制素为间质细胞而不是生殖细胞产生。有人用免疫组化的方法研究胎儿期间质细胞类固醇生成快速调节蛋白（steroidogenic acute regulatory protein，StAR）和 StAR 结合蛋白（StAR-binding protein，SBP）的表达，发现在最初睾丸发育时即可检测到 StAR 的免疫反应性，而 SBP 的表达稍晚一些，且其表达时间和睾酮出现的时间非常接近，提示 SBP 可能通过与 StAR 的相互作用在睾丸发育中发挥着重要作用。

5. 卵巢确定与发育过程中的调节因子

现在认为，卵巢的确定不是一个完全被动或自然发生的过程，其形成与功能发育也需要多种因子的正常作用与协调。

（1）Wnt/Rspo1/B 连环蛋白通路：在卵巢分化中发挥着独特的作用。

有关无翅型小鼠乳腺肿瘤病毒整合位点家族成员（wingless-type MMTV integration site family member，Wnt）与卵巢发育关系的报道，该研究称 Wnt 失活的小鼠发生了雌性至雄性的部分性反转伴卵母细胞耗竭。

随后的研究发现，女性性腺发育过程中需要 Wnt4 的表达来抑制男性特异的体腔血管形成及阻止类固醇生成细胞从中肾迁移至发育中的卵巢。经典 Wnt 信号通路激活可以介导细胞核内 B 连环蛋白的富集，后者和一些辅助因子一起共同调节下游靶基因的转录。Rspo1 在 XX 性腺中特异性表达，在女性性别决定的起始阶段发挥作用。在受精后 6～9 周的人类性腺发育关键时期，在卵巢而非睾丸中出现 Rspo1 表达上调，Wnt4 和编码 B 连环蛋白的基因表达在两种组织中则没有明显差异。在 46，XX 真两性畸形患者中，Rspo1 突变后功能下降导致 Wnt4 转录和 B 连环蛋白表达下降。这些资料表明，Rspo1 可能通过组织特异性增强 Wnt4 信号通路来抑制睾丸分化。

经典 Wnt 信号通路激活后可抑制 *SOX9* 和 AMH 的表

达，而 *SF1* 和 *SRY* 的表达不变，男性性腺里 Wnt 的异位激活使 *SF1* 无法与 *SOX9* 启动子区的 *SOX9* 睾丸特异性增强子（testis-specific enhancer of *SOX9*，TES）结合，从而使 *SOX9* 表达缺失。

（2）X 染色体上与剂量敏感的性反转 - 先天性肾上腺萎缩相关的基因 1（dosage-sensitive sex reversal adrenal hypoplasia critical region on chromosome X gene 1，*Dax1*）：在含 Wnt4 双重复制的个体里，检测到 *Dax1* 蛋白的过表达，即使染色体核型为 46，XY，性腺仍发育为卵巢。在 X 染色体上存在 *Dax1* 双重复制的个体中，Y 染色体上的 *SRY* 信号通路被抑制。携带多个 *Dax1* 复制的转基因鼠会发生睾丸至卵巢的性反转，提示 *Dax1* 有抗睾丸形成作用，且呈剂量依赖性。但 *Dax1* 缺失并不阻断卵巢发育，相反会使睾丸形成受损，这种看似矛盾的作用机制还需进一步研究。在 *Dax1* 过表达的转基因鼠里，*SOX9* 表达下降。

在性染色体为 XY、*SOX9* 杂合的个体里，睾丸发育是正常的，若存在 *Dax1* 的过表达，则会形成卵睾，表明两者之间存在拮抗作用。在卵睾的卵巢部分表达颗粒细胞特异的标记物叉头蛋白盒 l2（forkhead boxl2，Foxl2），完全不表达间质细胞标志物 *SOX9*、AMH 和支持细胞标志物，但保留了 *SOX9* 关键的转录调节因子 *SRY*、*SF1* 的表达。*Dax1* 通过影响 *SF1* 与 *SOX9* 的启动子 TES 的结合来拮抗 *SF1*、*SF1/SRY* 和 *SF1/SOX9* 介导的 TES 活性，从而使 *SOX9* 表达下调，揭示了剂量敏感的性反转（dosage-sensitive sex reversal，DSS）可能的发病机制。

（3）*Foxl2*：叉头蛋白转录因子的编码基因，其突变或失调节与睑裂狭小–上睑下垂–倒转型内眦赘皮综合征（blepharophimosis-ptosis-epicanthus，BPES）和卵巢发育有关。

在卵巢中，*Foxl2* 参与胆固醇和类固醇代谢、凋亡和细胞增生调节，它还参与维持颗粒细胞的稳定性，阻止其向睾丸支持细胞的横向分化。研究发现，小鼠卵巢中小卵泡的颗粒细胞中有 *Foxl2* 和大肿瘤抑制因子抑制物 1（large tumor suppressor homolog 1，LATS1）的联合表达，LATS1 可以使 *Foxl2* 丝氨酸残基磷酸化，使 *Foxl2* 对与颗粒细胞分化有关的 StAR 启动子的抑制活性增强，*Foxl2* 突变或调节异常可能会导致颗粒细胞分化和卵泡成熟速率异常。

6. 睾丸和卵巢分化发育相关因子的相互作用

虽然睾丸发育主要靠 *SRY* 基因激活 *SOX9* 基因的调控网络的参与，卵巢发育主要由 Wnt/Rspo1/B 连环蛋白通路调节，但是两者之间存在复杂的相互作用。一些因子为两种性腺发育所必需，且两个调控网络之间的对抗作用终生存在，并不随性别决定而终止。如 Rspo1 和 Wnt4 在双向潜能的性腺里有表达，在男女性腺发育早期均是细胞增生的调节因子，同时去除这两个基因后，体腔上皮增生受损，支持细胞前体的数量减少，从而使曲细精管数目减少，睾丸发育不良。睾丸支持细胞分泌 AMH，抑制副中肾管上皮增生从而使副中肾管退化。在副中肾管间叶细胞中，男性特异的 Wnt4 表达受 AMH 信号调节，B 连环蛋白失活后并不改变 Wnt4 的表达类型，说明 B 连环蛋白不是 AMH 信号通路激活所必需的。但缪勒管间叶细胞 B 连环蛋白丧失后，男性会出现完全异位的女性生殖管道，说明在男性性别分化、缪勒管退化过程中需要 B 连环蛋白的参与来调节 AMH 信号通路的下游基因。

人们曾经认为，早期卵巢发育是由于 *SRY* 基因缺失而被动地进行，但最近的研究对此观点提出了挑战，提出卵巢的分化发育不是完全被动或自动形成的，而是抑制男性特异性基因和促进女性特异性基因表达这两条主要通路同时发挥作用的结果。研究表明，睾丸和卵巢的发育并不随出生而终止，如在成人卵泡中介导 *Foxl2* 失活后，男性特异性基因表达很快上调，随后颗粒细胞转化成支持细胞样细胞，睾酮水平也上升至正常成年男性水平。睾丸中的细胞命运也是不稳定的，如成年小鼠睾丸支持细胞中双性和迈布三相关转录因子 1（doublesex and mab-3-related transcription factor 1，*DMRT1*）基因失活后，*Foxl2* 被激活引起支持细胞向颗粒细胞的横向分化，在这种环境下，卵泡膜细胞形成，产生雌激素，生殖细胞向着女性方向分化。从性别决定到性腺分化、发育和维持，都是众多基因网络协调作用的结果。

7. 睾丸分泌的副中肾管抑制因子和睾酮决定内生殖器官的分化

妊娠后约 5 周，胚胎睾丸曲细精管内的支持细胞产生副中肾管抑制因子（mullerian inhibiting substance，MIS）或抗缪勒管激素（anti-mullerian hormone，AMH），是一种糖蛋白，可抑制副中肾管上皮的增殖从而使副中肾管退化。

妊娠后约 62 天时，46，XY 男性的睾丸 MIS 分泌量即足以抑制副中肾管，到 77 天时完成抑制作用。出生后 2 年内，睾丸仍能产生少量的 MIS。睾丸产生的 MIS 只对同侧副中肾管有效。

妊娠后约 7 周睾丸内出现间质细胞，约 8 周时开始产生睾酮。中肾管在睾酮的作用下分化为附睾、输精管与精囊。睾酮亦只对同侧中肾管有效（图 2）。Jost 精妙设计的动物实验也充分证实了这些现象（图 3）。女性内生殖器的

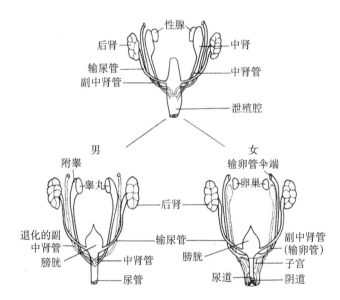

图 2　男女内生殖器的发育与分化

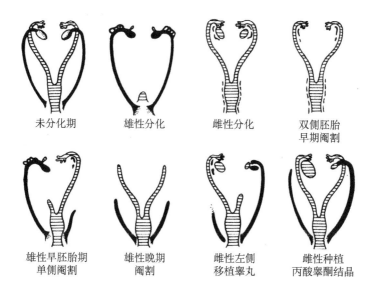

未分化期	雄性分化	雌性分化	双侧胚胎 早期阉割
雄性早胚胎期 单侧阉割	雄性晚期 阉割	雌性左侧 移植睾丸	雌性种植 丙酸睾酮结晶

图 3 Jost 兔胚胎实验示意图

发育不需要卵巢或其他激素。在 46，XX 女性中，胚胎期卵巢不分泌 MIS，副中肾管不退化而发育为女性的输卵管、子宫和阴道上段。即使没有性腺，生殖器也发育为女性。出生后女性小卵泡周围的颗粒细胞可以分泌 AMH，并随年龄增长而分泌水平下降。

8. 外生殖器的发育与双氢睾酮关系更大

男性外生殖器与前列腺的分化发育依赖于在局部由睾酮经 5α- 还原酶－Ⅱ 转化来的双氢睾酮（dihydrotestosterone，

DHT)。在 DHT 的作用下，生殖结节增大形成阴茎龟头，男性的尿道褶在中线完全融合形成尿道海绵体部和海绵体，生殖隆起增大融合为阴囊，泌尿生殖窦分化为前列腺。当雄激素作用不足时，外生殖器将仅有部分男性化表现，如小阴茎、尿道下裂、阴囊部分融合等，个别可有阴道盲端而导致外生殖器性别模糊。DHT 在妊娠 70 天时起作用，使尿道褶融合而关闭为中缝，74 天时尿道沟已完全闭合。在 18～20 周时外生殖器的分化已全部完成。

在女性中，没有 DHT 的影响，外生殖器将发育为女性，生殖结节稍增大形成阴蒂，尿道褶发育为小阴唇，生殖隆起发育为大阴唇。泌尿生殖窦形成阴道下段，与上段相通。若婴儿性腺为卵巢或条索样性腺，无论性染色体是什么，出生时外生殖器均为女性。

若女性胎儿在孕 10～12 周前受内源性或外源性雄激素增高的影响，外阴将发生不同程度的男性化表现，如男性阴茎、尿道下裂、阴囊部分融合等。孕 20 周后外生殖器已完成分化，若再受增高的雄激素影响，将仅表现为阴蒂增大。青春期后出现阴蒂增大等男性化表现，需注意鉴别分泌雄激素的肿瘤、5α- 还原酶缺乏、不完全雄激素不明综合征、真两性畸形、迟发性肾上腺皮质增生等（图 4）。

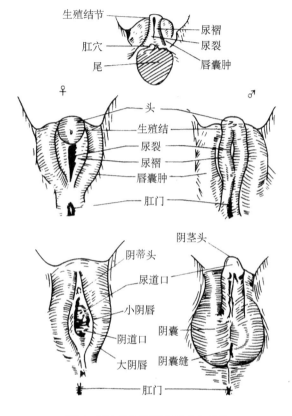

生殖结节

尿褶

肛穴

尿裂

尾

唇囊肿

♀ ♂

头

生殖结

尿裂

尿褶

唇囊肿

肛门

阴茎头

阴蒂头

尿道口

小阴唇

阴道口

阴囊

大阴唇

阴囊缝

肛门

图 4　男女外生殖器的发育与分化

9. 性激素决定青春期后的第二性征

到达青春发育期，男性在雄激素作用下，面部及体毛
增多，阴毛达脐下，呈菱形分布，肛周亦多毛，出现痤疮、
喉结，嗓音变低，肌肉发达，阴茎及睾丸发育至成人大小，

阴囊皱褶增多并有色素沉着。女性在雌激素作用下，乳房发育，皮下脂肪堆积（尤其在臀部和大腿），女性外生殖器发育，月经来潮。性激素影响的体型表现，称为表型。外源性药物及局部整形术可导致表型发生改变，应仔细询问。

性发育异常疾病的概念与分类

10. 并不罕见的性发育异常

DSD 是指因性染色体、性腺或性激素异常而性别表现不典型的先天性异常。来自卵巢、睾丸或肾上腺分泌性激素的肿瘤或外源药物引起的各种后天发育异常不属于 DSD。

不同文献报道的 DSD 总的发生率有很大差异，为新生儿的 1/5 000～1/4 500。因此多数原因可能是"视而不见"，很多患者只是被当作"原发闭经""先天性无子宫""盆腔包块"，在门诊或妇科病房经临床医师直接治疗，并没有意识到 DSD 的存在，其中一部分患者是在肿瘤复发后才想到该病，经性染色体检查发现有问题的；少部分患者也可能是"伪装太深"，其症状不典型且有变化，程度有差异。

11. 摒弃男女假两性畸形的名称

DSD 既往习惯按真假两性畸形分类。早期以性腺病理为基础进行分类：染色体为 46，XY、性腺为睾丸、男性化不足或有女性化表现称为男性假两性畸形；染色体为 46，XX、性腺为卵巢、有男性化表现称为女性假两性畸形。目前临床所见 DSD 病因种类繁多，真假两性畸形分类不足以反映目前临床所见的各种类型，如同样是 46，XY 的男性假两性畸形，其病因可能是多种多样的，如 XY 单纯性腺发育不全、不完全型雄激素不敏感综合征、睾丸退化等。临床医师若对假两性畸形认识不清，会影响诊断与处理。

12. 推荐按性染色体、性腺与性激素异常将性发育异常分为 3 类

性分化发育过程是一个连续而有序的过程。首先是受精时染色体性别的确立，其次是性腺性别的分化和发育，

导致内外生殖器的分化与发育，最后在性激素影响下形成表型性别。北京协和医院葛秦生教授总结多年的临床经验与基础研究，提出选择性发育过程中 3 个最关键的环节：性染色体、性腺与性激素作为分类的基础，直接将 DSD 按病因分为三大类（表 1）。

表 1　DSD 分类

疾病分类	人数（例）		合计（例）
性染色体异常（性染色体数与结构异常）			187
特纳综合征	166		
XO/XY 性腺发育不全	10		
超雌	7		
真两性畸形（嵌合型性染色体）	2		
46，XX/46，XY 性腺发育不全	1		
曲细精管发育不良（Klinefelter）综合征	1		
性腺发育异常			150
XX 单纯性腺发育不全	119		
XY 单纯性腺发育不全	17		
真两性畸形（46，XX 或 46，XY）	11		
睾丸退化	3		
性激素量与功能异常			113
雄激素过多		56	
先天性肾上腺皮质增生	55		
早孕期外源性雄激素过多	1		
雄激素缺乏（合成酶缺乏）		14	
17α- 羟化酶缺乏	14		

续表

疾病分类	人数（例）	合计（例）
雄激素功能异常（雄激素不敏感综合征）	43	
完全型	15	
不完全型	28	
合计（例）		450

从 1975—1995 年，北京协和医院妇科内分泌组共收集了临床所见各种 DSD 的 13 大类共 450 例，在 1996—2016 年又诊断和治疗了 400 多例 DSD 患者，包括一些以往未诊断的疾病患者，在实际应用中证明按此分类是可行的。此分类法条理清楚，简单明了，易于正确诊断和处理。本分类法虽未包括所有罕见类型，但亦不外乎这 3 个类型。在实用过程中发现，应用这一分类能提供科研线索，更有针对性地进行深入的研究。

性染色体异常导致的性发育异常

13. Turner 综合征是临床中最常见的性发育异常

1938 年 Turner 首先描述了此类患者，故称为 Turner 综合征，又称为先天性卵巢发育不全，临床特征为身矮、乳房不发育和幼儿型女性外生殖器。发生率为新生婴儿的 10.7/100 000 或女婴的 22.2/100 000，占胚胎死亡的 6.5%。Turner 综合征是一种最为常见的 DSD，仅 0.2% 的 45，X 胎儿达足月，其余的在孕 10 ～ 15 周死亡。

14. Turner 综合征的病因与遗传规律

Turner 综合征的病因为性染色体缺一个 X，单一的 X 染色体多数来自母亲。Turner 综合征的染色体除 45，X 外，可有多种嵌合型，如 45，X/46，XX 和 45，X/47，XXX 或 45，X/46，XX/47，XXX 等。临床表现与嵌合体中哪一种细胞系占多数有关。正常性染色体占多数，则异常体征较少；反之，若异常性染色体占多数，则典型的异常体征较多（图 5、图 6）。

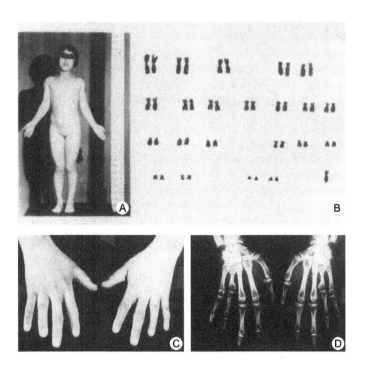

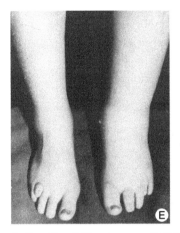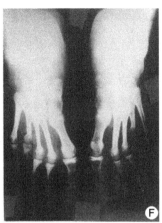

A：患者 18 岁，身高 148cm；B：患者染色体，45，X；C：双手第 4 掌骨短；

D：双手 X 线片；E：双足第 4 跖骨短，左小腿水肿；F：双足 X 线片

图 5　先天性卵巢发育不全

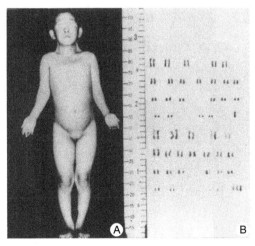

A：患者 14 岁，身高 105cm，颈蹼、肘外翻、桶状胸；B：患者染色体，

45，X/47，XXX

图 6　先天性卵巢发育不全

Turner 综合征亦可由性染色体结构异常造成，如 X 染色体长臂等臂 Xi（Xq），短臂等臂 Xi（Xp），长臂或短臂缺失 XXq⁻ 或 XXp⁻，形成环形 X，r（x）或易位。

15. Turner 综合征的发病机制

Turner 综合征主要是亲代配子形成过程中，性染色体发生不分离的结果。嵌合体是受精卵形成后有丝分裂过程中，性染色体发生不分离的结果。

性染色体的缺失或嵌合不仅影响性腺与生殖道的发育，也造成 Turner 综合征的躯体异常特征。若缺少一个 X，除性腺不发育外，尚有 Turner 综合征的各种躯体异常表现。X 短臂缺失，亦有 Turner 综合征的特征，长臂缺失仅有条索性腺而无躯体异常。身高与性腺的发育异常与长臂和短臂均有关系，正常身高者长臂短臂都不可缺少，但短臂起决定作用。

16. Turner 综合征的典型临床表现

缺乏第二条性染色体（X 染色体单倍体和半缺乏）有 5 个关键的表现：女性表型、身矮、由于始基性腺而引起的性幼稚、不同的相关躯体异常和胚胎致死性。临床特点为身矮、生殖器与第二性征不发育和一组躯体的发育异常（表2）。母亲年龄似与此种发育异常无关。

表2 Turner 综合征特点

体征监测	特点及结果
表型	女性，身矮，通常不超过150cm
智力	一般尚可，但常比同胞低；常表现为听力与理解力差
皮肤	多痣，容易形成瘢痕疙瘩，指甲异常
面部	典型面容，上颌骨窄，下颌骨小
眼	常有内眦赘皮，偶有上睑下垂，眼距宽
耳	大而位低、旋转和（或）畸形
口	鲨鱼样：上唇弯，下唇平直
颈	后发际低，25%～40%有颈蹼，10%～20%有主动脉狭窄，有狭窄的患者通常有颈蹼
胸	桶状或盾形，乳房不发育，乳距宽
心血管	35%有畸形，主动脉弓狭窄最多见，偶有原发性高血压
肾脏	异常（40%）：肾旋转、马蹄型肾、双肾盂、肾盂积水
肢体	肘外翻，婴儿期手与足背淋巴水肿，指甲营养不良；常见第4或第5掌骨或跖骨短，第5手指短、弯曲，掌纹通关手，下肢淋巴水肿，胫骨内侧外生骨疣，手向桡侧偏斜畸形、膝外翻和脊柱侧凸
生殖系统	卵巢发育不全，内外生殖系统幼稚型，不育
骨密度	低下
X线检查	锁骨外端与骶骨翼发育不全，阔脊椎，长骨干，骨骺发育不全，第4、第5掌或趾骨短

剖腹探查可见女性内生殖器，但均小。性腺为细长条索状，在相当于卵巢的部位。在孕12周前的45，X胚胎有正

常数量的原始卵泡，至较大胎儿时数量即减少，出生时几乎没有。临床遇到个别患者能怀孕生育，但生育寿命短，卵巢早衰，可能与这些患者卵子在胚胎期消耗速度较慢有关。分析怀孕病例的染色体多数为 45，X/46，XX 的嵌合。当 46，XX 细胞系占多数时，卵巢能发育且可维持正常功能。少数 Turner 综合征患者促卵泡激素（FSH）与黄体生成素（LH）并不升高而在正常范围内，通过腹腔镜检查发现此类患者卵巢小，活体检查显示卵巢内有卵泡。Turner 综合征患者若能怀孕，流产、死产亦多。45，X 受精卵不能发育而流产者亦多，占流产者的 5.5% ～ 7.5%。

17. Turner 综合征的实验室检查

染色体核型检查：染色体为 45，X，需有足够数量的细胞以明确是否有嵌合的存在。若属结构异常，尚需通过分带技术了解缺失或易位部分的染色体。

性激素测定：LH 和 FSH 从 10 ～ 11 岁起显著升高，且 FSH 的升高程度大于 LH，雌、孕激素显著下降。

18. Turner 综合征的诊断与鉴别诊断

Turner 综合征的诊断较为容易，除典型临床特征外，结合染色体为 45，X、各种嵌合或一条 X 染色体结构异常即可诊断。但临床诊断需与垂体性侏儒、45，X/46，XY 性腺发育不全、克汀病进行区别。

另有一种临床表现类似 Turner 综合征，有身矮、生殖器不发育及各种躯体的异常，但染色体为 46，XX，曾称为 XX Turner，亦称为 Noonan 综合征。二者除性染色体外，主要区别是 Noonan 综合征在青春期可有正常的性发育和受孕，为常染色体显性遗传。

19. Turner 综合征容易合并的其他疾患

Turner 综合征的病死率较健康人群高 3 倍，较健康人群寿命短 6 ～ 13 年，尤其是有心血管发育畸形的患者。35% 的患者可能合并有心血管发育畸形，其中主动脉弓狭窄最多见，偶有原发性高血压，因此临床上需要通过超声心动图筛查，以减少血管破裂的风险。

Turner 综合征患者 45，X 比非 45，X 的寿命更短；自身免疫性疾病的发生率增加，最多的是自身免疫性甲状腺炎和 Grave 病，占 15% ～ 30%；糖耐量受损和轻度的胰岛素抵抗常见，尤其是 16 岁以后；2 型糖尿病的风险增加 4 倍，而 1 型糖尿病的风险增加 1 倍；慢性肝脏疾病的发生率也会增加。

20. Turner 综合征的治疗目标

Turner 综合征治疗目的是促进身高增加、刺激乳房与生殖器发育。对有生育可能的辅助生殖，预防长期性激素缺乏可能导致的相关并发症，预防骨质疏松症。同时需要长期关注患者和家属的心理健康。

21. 应用生长激素治疗 Turner 综合征的身高过矮

Turner 综合征患者最终身高一般与同龄人相差约 20cm，目前认为这与 Turner 综合征患者出生后身高即偏矮并缺乏青春期的生长突增过程有关。因此重要的是对所有无法解释原因的身矮女孩，尤其是对一些不太明显的有性腺发育不全综合征异常特征的患者要进行核型检查。但目前对促进身高的治疗方法仍有争议。

目前，生长激素（human growth hormone，HGH）治疗 Turner 综合征仍是首选。实际上 Turner 综合征患者的身矮与生长激素、胰岛素样生长因子、甲状腺激素或肾上腺激素的缺乏并不一定有关，但是给予药物剂量的生物合成 HGH 可增加患者身高的生长速度并最终使身高平均增加

5 ~ 10cm。疗效的差异似乎与开始治疗的实际年龄、治疗持续的时间、应用生长激素的剂量和频率、父母的身高等有关。常规剂量为每周 0.375mg/kg，分 6 或 7 次给药；根据对药物的反应采用个体化生长激素剂量非常重要。完成治疗患者的最终平均身高为 151.7cm，超过预计身高，且和同期对照相比，净平均增高了 9cm。

长期的研究显示，当单独的生长激素治疗开始足够早时，大多数女孩会从中受益，一些会达到正常的最终身高。目前，最终身高达到 150cm 已是一个可实现的目标。根据患者身高在生长曲线上低于正常女孩的 -2.0SD，尤其是生长速度低于每年 5cm 的患者，应考虑给予生长激素治疗。与患者和其父母讨论生长激素治疗时应谨慎，包括其效果和不良反应。HGH 价格昂贵，并需注射治疗，治疗的依从性较差，不是所有的患者都可应用。

22. 性激素治疗 Turner 综合征身高过矮

对于没有条件使用生长激素的患者，也可试用性激素治疗。

单用雄激素：用雄激素促进身高，应在 8 岁后用，一般在 11 岁左右骨骺愈合前用。剂量小时效果不明显，剂量大时虽有效，但不良反应大，主要为男性化和糖耐量受损等；可用苯丙酸诺龙 25mg 肌内注射，每 2 周 1 次，治疗 3～6 个月后，停药 6 个月，骨骺未愈合者可重复治疗。

单用雌激素：容易引起生长板的早期愈合，从而限制骨的生长，抑制生长潜能。雌激素的应用时间非常关键，一般在 12 岁之前不用，最好在 15 岁后用。

雌激素 + 雄激素：骨的形成需雌激素、雄激素的两种作用。近年来试用含有雌激素、孕激素、雄激素 3 种激素作用的药物替勃龙（Tibolone、Livial、利维爱），利用其雌激素、雄激素的作用治疗 Turner 综合征患者，均取得肯定的身高增长。初步的结果显示，利维爱治疗 3 个月后的身高平均增长（2.2±1.4）cm；治疗 24～36 个月后的身高平均增长（9.6±2.7）cm，最终身高较满意。可从 9～11 岁开始用药，起始剂量要小，隔日或每日 1.25mg（半片），并随年龄增加而逐渐加量，定期复查骨龄。由于口服方便，是一种有价值的、价格较低的治疗方法。

23. 促进 Turner 综合征患者的乳房与生殖器发育

用雌激素刺激乳房和生殖器发育效果良好，但需长期使用。一般先促进身高，骨骺愈合后再用雌激素使乳房和生殖器发育。治疗时戊酸雌二醇片（补佳乐）从 0.5 ～ 1.0mg/d 开始，逐渐增加剂量促使乳房发育。当有子宫的 Turner 综合征患者出现阴道出血后，应采用雌孕激素周期疗法，促使月经到来。剂量可根据患者的反应进行调整，考虑患者需终生用药，定期复查肝肾功、血脂、乳腺与盆腔 B 超。

24. Turner 综合征患者的生育问题

大多数成年 Turner 综合征患者已丧失生育功能。部分可能存在生育潜能的指标，包括染色体呈 45，X/46，XX 嵌合型、正常细胞系占多数；垂体促性腺激素水平无明显升高；小卵巢，可能有自动月经。但对 FSH > 40IU/L、提示无卵子的患者，可通过供卵、体外受精而怀孕。但 Turner 综合征患者子宫发育欠佳，孕期应定期检查，预防产间大出血。

25. 需关注 Turner 综合征患者的骨健康

Turner 综合征患者因从小缺乏性激素的作用，多数存在骨量减少或骨质疏松，需长期激素替代治疗，并需长期随诊观察，必要时加用其他防治骨质疏松的药物，如维生素 D、二磷酸盐等以防治骨质疏松和骨折。

Turner 综合征患者的骨峰值量减少了 25%，其骨折风险是健康对照组的 3 倍。虽然这可能与骨骼成熟延迟或骨骼小有关，但研究发现其在成年后的骨密度仍然低下，并伴有骨折的风险增加。Davies 等研究发现，Turner 综合征患者的骨折频率为 45%，其他原因造成的原发闭经骨折频率为 33%，均显著高于健康对照组。

有研究发现，Turner 综合征患者出现骨质疏松的概率是普通健康人群的 10 倍，骨折风险增加 2 倍。青春期的骨密度与性激素水平治疗对骨密度有帮助，青春期后的主要治疗仍然是雌孕激素的补充治疗。其他改善骨密度的治疗研究仍较少。

26. Turner 综合征的产前诊断

由于仅 0.2% 的 45，X 胎儿达足月，其余的均在孕 10 ～ 15 周死亡，并且 Turner 综合征多无家族史，因此对 Turner 综合征患者的诊断主要是通过绒毛活检或羊水穿刺做染色体核型检查偶然发现，对诊断明确的胎儿可采用人工流产的方法避免患儿的出生。目前无创产前诊断技术可通过母亲外周血在孕 12 周前诊断发现丢失一条 X 染色体的 Turner 综合征患者，而对嵌合型 Turner 综合征患者尚有

一定困难，但随着技术的改进而增加产前诊断 Turner 综合
征的可能性。

27.XO/XY 性腺发育不全与 Turner 综合征相像而不相同

XO/XY 性腺发育不全的患者染色体为 45，X/46，XY。
最初发现此类患者的性腺一侧为发育不全的睾丸，另一
侧为条索状性腺，故又称为混合型性腺发育不全（mixed
gonadal dysgenesis）。临床特征有 Turner 综合征的表现，部
分患者可有阴蒂增大（图 7）。

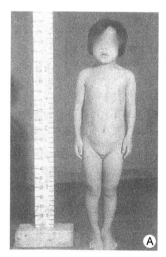
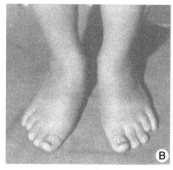

A：身矮，阴蒂增大；B：第 4 跖骨短

图 7　XO/XY 性腺发育不全

大量病例研究发现此类患者性腺特征多样：双侧发育不全的睾丸或卵巢，一侧发育不全的睾丸或卵巢与一侧发育不全的条索状性腺。

不少病例仅有一种性腺，因而用混合型性腺发育不全似不恰当，此类患者唯一的共同点是染色体为 45，X/46，XY，因而命名为 XO/XY 性腺发育不全，更符合其临床特征。个别卵巢病理可有原始卵泡，保留卵巢对此类患者亦十分重要。但手术中如何鉴别尚无好办法，建议在术前复查性激素，如反复 FSH > 40IU/L，考虑性腺功能衰竭，术中全切则无顾虑，否则，术前与患者及家属共同商定手术方案，或可延迟手术，观察临床变化再决定手术方式与时机。条索状性腺病理检查或染色体检查尚难于区分发育不全的卵巢和睾丸。

28. XO/XY 性腺发育不全的临床特征

内外生殖器的发育决定于性腺的发育程度。性腺不发育侧的副中肾管系统发育，可有女性内生殖器官的形成；有功能的睾丸侧，中肾管将发育，而不能形成女性内生殖器官。若睾丸发育不全，该侧可有部分中肾管与副中肾管两个系统的内生殖器。

外生殖器的发育主要根据所分泌的睾酮水平，睾酮不足时将出现外生殖器模糊。据北京协和医院的资料显示，此类患者有 25% 表现为女性外阴，59% 表现为外生殖器模糊，16% 表现为正常男性外生殖器。成年后男性化的程度决定于睾丸内 Leydig 细胞的多少和分泌的睾酮水平。

当临床诊断有一定困难时，需注意：①血液中没有 45，X/46，XY 嵌合存在，尚不能排除其他组织中存在嵌合体，可能需做多种组织染色体检查；②血液中 45，X/46，XY 细胞之比不能反映其他组织中这些细胞的比例。

29.XO/XY 性腺发育不全因出现性腺肿瘤的风险大而需要手术切除性腺

凡有 Y 染色体而性腺发育不全者，性腺发生肿瘤的可能性较大。资料显示，XO/XY 性腺发育不全者肿瘤的发生率为 8.47%，一旦出现肿瘤，肿瘤的恶变率较高，达 60%。此类患者易发性母细胞瘤，有时可合并生殖细胞瘤，如内胚窦瘤、绒癌等恶性肿瘤。性母细胞瘤本身恶性程度低，转移少，但有时检测已成较大肿瘤，约 1/5 在条索状性腺切片检查时已发现有肿瘤，有时为双侧性。若按女性生活，为预防肿瘤，或为预防青春期后出现男性化，应在青春期前切除发育不全的睾丸。

当有 XO/XY 性腺发育不全患者的母亲再次怀孕时，应进行产前诊断，对染色体正常的胎儿可保留，对染色体异常的胎儿可施行流产。

30. 鉴别类似 Turner 综合征的 Noonan 综合征

Noonan 综合征于 1968 年由 Noonan 正式提出，是一种以特殊面容、身材矮小、智力发育障碍并伴先天性心脏病、骨骼发育异常、出血倾向、淋巴管发育不良为特征的多发性先天畸形，其在新生儿中的发病率为 1/2 000 ～ 1/1 500。大部分患者往往因为青春期第二性征不发育、月经不来潮等现象到妇产科门诊就诊，因其与 Turner 综合征有类似表现而容易混淆，临床需注意加以鉴别。

*31.*Noonan 综合征的临床特征

Noonan 综合征的临床特点为男性、女性均可罹患，主要见于男性，女性中也有。病变可累及多系统，临床表现有类似 Turner 综合征的特征，包括特殊面容，如面部多痣、上睑下垂、眼距宽、耳郭低位、腭弓高、颈短、蹼颈、后发际低等；骨骼异常，盾胸、肘外翻、脊柱侧弯等；身材矮小。Noonan 综合征患者多合并生殖器发育不良，女性可表现为卵巢发育不良，男性可有隐睾；智力轻至中度低下，或基本正常；大多数合并先天性心脏病，以右心系统为重，多见肺动脉瓣狭窄或发育不良以及肥厚性心肌病。1/3 的患者可因凝血因子或血小板缺乏有出血倾向。特殊面容在出生时不明显，儿童期表现显著，成年后可能又不再明显。

此外，10% 的 Noonan 综合征患者存在低频波段听力受损，25% 的患者存在高频波段听力障碍。95% 的 Noonan 综合征患者可有斜视、弱势、屈光不正、白内障、眼球震颤等 1 种或几种表现。有家族遗传性的，由于男性患者多有隐睾而无生育能力，因此由母亲向子代遗传较为多见。身材矮小是 Noonan 综合征的主要表型之一，83% 的患儿身高低于第 3 个百分点，并影响他们的最终身高。

有青春发育迟缓表现：35% 的男性 Noonan 综合征患者在 13.5 岁以后进入青春期，44% 的女性 Noonan 综合征患者在 13 岁以后进入青春期。青春期女性患者大多因原发闭经、第二性征不发育而就诊，一般检查可见患者乳房多不发育，阴毛、腋毛无或稀少，内外生殖器发育幼稚，有输卵管、子宫与阴道。采用人工周期治疗后可来月经，促进乳房发育。

辅助检查：B超检查可见子宫、卵巢小，有时可见卵巢内有卵泡；性激素水平测定FSH、LH及雌二醇（E2）显著降低或基本正常，与Turner综合征不同；骨密度多下降，骨龄多低于实际年龄；可合并甲状腺功能减退，TSH升高；血染色体核型检查正常，为46，XX或46，XY。根据典型的临床表现及辅助检查，Noonan综合征诊断基本可成立。

*32.*Noonan综合征的病因和发病机制

Noonan综合征是一种临床表现多样的遗传综合征，又称先天性侏儒痴呆综合征或翼状颈综合征。家族性病例占所报道病例的30%，表现为常染色体显性遗传，其余大多数病例属于散发类型。动物模型研究发现，其发病机制与大鼠肉瘤蛋白/丝裂原活化的蛋白激酶（RAS/MAPK）信号通路的相关基因突变，导致该通路异常激活有关。细胞因子、生长因子等配体与细胞表面相应受体结合后，使生长因子受体结合蛋白2（GRB2）募集，与鸟苷酸交换因子（SOS）和蛋白酪氨酸磷酸酶非受体型11（*PTPN11*）形成复合体，活化RAS蛋白，通过一系列磷酸化反应引起快速生长的纤维肉瘤蛋白-分裂原活化抑制剂-蛋白激酶（RAF-MEK-ERK）级联效应。然后，ERK进入细胞核内调节基因转录，从而对刺激做出适宜的短期或长期反应，在细胞生长、增殖、分化、存活及凋亡中扮演关键的角色。近50%的Noonan综合征为12号染色体（12q24.1）上*PTPN11*基因发生错义突变，导致非受体蛋白酪氨酸磷酸酶自体磷酸化而获得自身功能所致。除*PTPN11*基因外，还有其他致病基因亦可导致Noonan综合征的发生，包括柯尔斯顿鼠肉瘤病毒癌基因同系物（KRAS）（＜5%）、交换因子同系物1（SOSI）（10%～13%）、RAF1（3%～17%）及原癌基因丝氨酸苏氨酸激酶（*BRAF*）基因，显示该病有较高的遗传异质性。

33. Noonan综合征与Turner综合征的鉴别诊断

Noonan综合征与Turner综合征、耳聋（LEOPARD）综合征、心脸皮肤综合征、科斯特罗（Cestello）综合征、Aarskog综合征的症状和体征有相似性，如面部雀斑、心电图异常、眼距过宽、肺动脉瓣狭窄、外生殖器异常、生长迟缓等，故需进行鉴别。

Turner综合征临床较常见，后几种则相对罕见。虽然

Noonan 综合征与 Turner 综合征有许多相似之处，如均有类似的特殊面容、骨骼异常、身材矮小；B 超检查可见子宫、卵巢小；骨密度低下，骨龄低于实际年龄；常合并甲状腺功能低下等。但 Turner 综合征一般无家族史，多为散发病例；患者一般智力正常；绝大多数性腺发育不全，卵巢内无卵泡，FSH、LH 明显升高，达到绝经后妇女水平，E2 则显著降低；心血管畸形以左心系统为主，多见主动脉瓣狭窄和主动脉缩窄。而 Noonan 综合征大多为常染色体显性遗传，有家族史；部分 Noonan 综合征患者青春期可有正常的性发育，卵巢内可见卵泡。另外，染色体核型检查亦有助于鉴别，Noonan 综合征往往核型正常，为 46，XX 或 46，XY；Turner 综合征则往往表现为不同类型的异常染色体核型，包括数量异常或 X 染色体结构异常，如 45，XO、45，X/46，XX、46，X，r（X）等，以 45，XO 核型最为常见。

34.Noonan 综合征的治疗

临床上对于 Noonan 综合征治疗的基本原则是确诊 Noonan 综合征即进行智力、视力、听力、生长发育及心脏等多系统的评估，并给予智力训练、GH 治疗及先天性心脏病的外科治疗等，往往需要多科协作。Noonan 综合征的治疗目标是治疗先天性畸形，改善最终身高，促进第二性征发育，建立规律月经及减少各种并发症的发生，并为未来生育做准备。

对于确诊 Noonan 综合征的患者，可先进行骨龄检测，对于骨骺未闭合、骨龄明显低于实际年龄的患者，可予 GH、替勃龙等治疗，与 Turner 综合征治疗相同。但 Noonan 综合征患者大多数不需要性激素补充治疗。Noonan 综合征合并的心血管畸形严重程度直接决定患者预后情况。未合并严重心血管畸形的 Noonan 综合征患者，寿命一般可与正常人相似；如发现合并严重的心血管畸形患者，应积极进行手术或介入治疗，以改善患者的生活质量，延长寿命。大概 2/3 的脊柱畸形需手术矫正。10% 的 Noonan 综合征患者伴肾脏畸形，一般不需要治疗。考虑到 Noonan 综合征患者往往有出血倾向，因此在进行有创治疗操作前需进行血液科医师会诊，以使出血风险降至最低。

35. 有女性化表现的克氏综合征

克氏综合征（klinefelter syndrome）是一种男性染色体数目异常的 DSD，典型的核型为 47，XXY，亦可有嵌合，性腺为发育不良的睾丸。发生率为 1/1000 ～ 1/600 男婴。

克氏综合征临床特点为身材偏高，睾丸小而硬，曲细精管退化而呈玻璃样变，无生精现象。寿命明显短于正常男性。此类患者幼年时尿道下裂，青春期后睾丸、阴茎与第二性征不发育，部分患者因乳房发育或肥胖而就诊内分泌科或男科。患者有正常分化的男性外生殖器，有正常的中肾管，缺乏副中肾管，睾酮水平低下，LH 和 FSH 显著升高，提示 Leydig 细胞对促性腺激素反应不足或 Leydig 细胞数量不足。男子乳房发育是由于导管周围纤维组织数量的增加而非自然的导管增生所致，此类患者主要在内分泌科或泌尿科就诊。

36. X 染色体过多导致的超雌

女性有 2 个以上的 X 染色体时，称为超雌而非超女。发生原因是正常或异常的卵母细胞或精母细胞在第二次减数分裂中发生不分离。多 X 的特点为智力低下，X 越多，智力低下程度越严重，临床常误诊为先天愚型。常见的染色体为 47, XXX，可有智力低下，乳房和外生殖器发育差，促性腺激素水平高，剖腹探查见卵巢萎缩。有报道显示，此类病例可有正常月经，也有继发闭经或早绝经。曾报道有 11 例 XXX 女性生产 31 次，约半数进行了染色体检查，

未发现有 **XXX** 的后代（图 8）。超雌患者怀孕时，应进行产前检查和诊断，对染色体正常的胎儿可保留，对染色体异常的胎儿可施行流产。

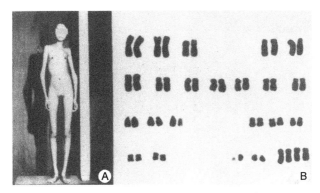

A：患者 13 岁，身高 169cm，月经正常；B：患者染色体为 48，XXXX

图 8　超雌

性腺发育异常导致的性发育异常

37. 性染色体正常而性腺不发育的性发育异常

性腺发育异常导致的 DSD，性染色体检查正常，但由于某些因素的影响，性腺在胚胎不同时期发生不同程度的发育不全或退化，导致 DSD。卵巢发育不全、生殖器仍为女性；睾丸发育不全或退化将影响男性生殖器的发育，生殖器可以为从完全女性到男性尿道下裂各种不同程度的发育异常。此类性腺发育异常中以单纯性腺发育不全为最多见，可分为 XX 与 XY 单纯性腺发育不全，其中又以前者为最多见。这两类性腺发育不全临床表现极为相似，唯一重要区别是性染色体不同，因而处理亦完全不同。

38. 蒙蔽了医师慧眼的 XY 单纯性腺发育不全

Swyer 于 1955 年首先描述了此类疾病，亦称为 Swyer's syndrome。在胚胎早期睾丸不发育，未分泌睾酮和 MIS，因此中肾管缺乏睾酮刺激，未能向男性发育。副中肾管未被缪勒氏管（MIS）抑制而发育为输卵管、子宫与阴道上段，外生殖器未受雄激素影响而发育为女性外阴。

XY 单纯性腺发育不全的临床特点为正常的女性内外生殖器官，双侧性腺呈条索状，染色体为 46，XY，也称为 XY 单纯性腺发育不全。个别患者可有阴蒂肥大，称为部分性性腺发育不全。此类患者出生后均按女性生活，常因青春期乳房不发育或原发闭经而就诊。患者的生长和智力正常，但部分患者类去睾者体型，上肢长，指距大于身高。原发闭经，青春期无女性第二性征的发育，阴毛、腋毛无或稀少，乳房不发育。内外生殖器发育幼稚，有输卵管、子宫与阴道。用人工周期治疗可来月经。

在临床工作中，应注意询问患者病史，不应简单查看有无乳房发育、用药能来月经则进行简单处理。应询问是否自动有乳房发育与月经，还是用药后的变化，甚至是整形后的乳房外观，不可因此而受"蒙蔽"，延误疾病诊断，导致性腺肿瘤的发生。

39. XY 单纯性腺发育不全的实验室检查

染色体为 46，XY，成年后的血清促性腺激素水平升高，雌激素水平低下。而睾酮的水平可能高于正常女性，其原因可能是升高的 LH 刺激条索状性腺的门细胞产生雄烯二酮，也可能是不发育性腺出现分泌雄激素肿瘤所致，因而需警惕且尽早手术切除。由于自幼缺乏性激素，此类患者的骨密度明显低于正常。此类患者的双侧条索状性腺组织学上表现为纤维性结缔组织，有时类似于波状的卵巢样间质，但无卵泡。

目前临床研究认为，XY 单纯性腺发育不全的主要病因是 *SRY* 基因的异常或 *SRY* 蛋白作用所必需的另一种基因的功能丧失。

40.XY 单纯性腺发育不全的鉴别诊断

XY 单纯性腺发育不全需与完全性雄激素不敏感综合征（完全性睾丸女性化）、46，XY 17α- 羟化酶缺乏进行鉴别，这 3 类患者染色体均为 46，XY，外生殖器均为女性，但由于病因不同，临床表现有所差别（表 3）。

表 3　XY 单纯性腺发育不全的鉴别诊断

项目	完全性雄激素不敏感综合征	46，XY 单纯性腺发育不全	46，XY 17α- 羟化酶缺乏
原发闭经	有	有	有
乳房发育	有	无	无
阴毛、腋毛	无	无	无
外生殖器	女性	女性	女性
阴道	盲端	有	盲端
宫颈	无	有	无
子宫	无	有	无
人工周期出血	无	有	无
性腺	睾丸	条索状	睾丸（发育不全）
染色体	46，XY	46，XY	46，XY
睾酮	正常男性水平或升高	低下	低下
雌二醇	正常男性水平或升高	低下	低下
孕酮	低	低	升高（超过女性排卵后水平）
17 羟孕酮	正常	正常	降低
ACTH	正常	正常	升高
高血压	无	无	可有
低血钾	无	无	可有

41. XY 单纯性腺发育不全的治疗

发育不良或位置异常的睾丸易于发生肿瘤。XY 单纯性腺发育不全患者中，发生肿瘤的风险达 23.33%，其中恶变率达 61.9%，是 DSD 中最易发生肿瘤的病种。因此对所有的 XY 单纯性腺发育不全患者应尽早切除条索状性腺以避免肿瘤的发生。

XY 单纯性腺发育不全易出现的肿瘤类型以生殖细胞瘤（无性细胞瘤和精原细胞瘤）、性母细胞瘤及支持细胞瘤为主，其他恶性肿瘤如内胚窦瘤、胚胎癌和绒癌等均少见。如果存在性母细胞瘤，仅需切除性腺即可。但如有无性细胞瘤或其他恶性肿瘤，需结合术中是否有转移，决定是否需要更彻底的手术及术后是否需要化疗。

北京协和医院对各种有 Y 染色体的性腺探查结果见表 4，可以看出最常见的肿瘤为性母细胞瘤。北京协和医院 DSD 患者各种性腺肿瘤的统计结果见见表 5。

表 4　含 Y 染色体或 *SRY* 阳性的性腺肿瘤发生情况

DSD 类型	人数 (例)	占比	性母细胞瘤	支持细胞瘤	无性细胞瘤	精原细胞瘤	卵黄囊瘤	绒癌	肿瘤发生率	恶变率
雄激素不敏感综合征	113	38.70% (113/292)	4	7	0	4	0	0	13.27% (15/113)	26.67% (4/15)

续表

DSD类型	人数(例)	占比	性母细胞瘤	支持细胞瘤	无性细胞瘤	精原细胞瘤	卵黄囊瘤	绒癌	肿瘤发生率	恶变率
完全型	79	27.05% (79/292)	2	6	0	4	0	0	15.19% (12/79)	30.0% (4/12)
部分型	34	11.65% (34/292)	2	1	0	0	0	0	8.82% (3/34)	0
单纯性腺发育不全	90	30.82% (90/292)	8	0	6	5	1	1	23.33% (21/90)	61.9% (13/21)
XO/XY性腺发育不全	59	20.21% (59/292)	2	0	0	3	0	0	8.47% (5/59)	60.0% (3/5)
17α-羟化酶缺乏	22	7.53% (22/292)	0	1	1	0	0	0	9.09% (2/22)	50.0% (1/2)
睾丸退化	5	1.71% (5/292)	0	0	0	0	0	0	0	0
Turner综合征 SRY (+)	3	1.03% (3/292)	0	0	1	0	1	0	66.67% (2/3)	100% (2/2)
合计	292		14	8	8	12	2	1	15.41% (45/292)	51.11% (23/45)

表5 性腺肿瘤类型

病理种类	人数（例）	占比（%）
性母细胞瘤	14	31.1
精原细胞瘤	12	26.7
支持细胞瘤	8	17.8
无性细胞瘤	8	17.8
卵黄囊瘤	2	4.4
绒癌	1	2.2
合计	45	100.0

到达青春期后，应给予周期性雌－孕激素替代治疗以促进女性第二性征的发育，并预防骨质疏松，可通过供卵和体外胚胎移植（试管婴儿）使 XY 单纯性腺发育不全患者成功妊娠。

42. 不需要手术治疗的 XX 单纯性腺发育不全

与 XY 单纯性腺发育不全基本相同，XX 单纯性腺发育不全表现型为女性、身高正常、类去睾体型、原发闭经、神经性耳聋发生率稍高；乳房及第二性征不发育、内外生殖器为发育不良的女性；有输卵管、子宫与阴道。用人工周期可以来月经。性腺条索状，但染色体为 46，XX，区别于 46，XY 类型。此类患者出生后也均按女性生活，因青春期乳房不发育或原发闭经而就诊。

43. XX 单纯性腺发育不全的实验室检查

XX 单纯性腺发育不全染色体为 46，XX，成年时血清雌激素水平低下，促性腺激素水平升高。

有报道称，多个家族姊妹中有 2 个以上的患者，父母中有近亲史，提示可能是一种隐性常染色体遗传病，但仅限于 46，XX 个体。性腺发育不全可来自基因突变，亦可由于染色体异常，因此染色体正常并不排除外性腺发育不全。因基因而造成性腺发育不全，其姊妹或母系其他后裔有可能发生此病。

44.XX 单纯性腺发育不全的诊断与鉴别诊断

对于染色体为 46，XX 的原发闭经患者，结合促性腺激素水平升高及血清雌激素、雄激素、孕激素水平低下，B 超检查提示有小子宫、双侧条索状性腺即可诊断 XX 单纯性腺发育不全，需与其他原因造成的原发闭经相鉴别。对于染色体为 46，XX 的原发闭经患者，可通过腹腔镜观察到双侧性腺呈条索状，通常不需要手术。

45.XX 单纯性腺发育不全的治疗

XX 单纯性腺发育不全的性腺发生肿瘤甚少，因此此类患者不需手术。青春期后，应给予周期性雌 - 孕激素替代治疗，可来月经，并促进女性第二性征的发育。生育则考虑赠卵辅助生殖。

46. 不要随便诊断真两性畸形

真两性畸形是指一个个体体内具有卵巢与睾丸两种性腺组织。性腺可以是单独的卵巢或睾丸，亦可以是卵巢与睾丸在同一侧性腺内，称为卵睾。真两性畸形中性腺以卵睾为多见。性腺分布多种多样，可以是一侧为卵巢，一侧为睾丸；双侧均为卵睾；一侧为卵巢／睾丸，另一侧为卵睾；一侧为卵睾，另一侧无性腺。不能根据临床表现与性染色体相反就随意诊断真两性畸形，必须有手术病理确诊一个个体体内有卵巢与睾丸两种性腺组织。

47. 真两性畸形的临床表现

内生殖器的发育与同侧性腺有关。睾酮与 MIS 对生殖道的作用都是局部单侧的。若性腺为卵睾，副中肾管多数不被抑制。一般均有子宫，发育的程度不一。有发育良好的子宫，成年后能来月经；有双角或发育不良的子宫。

外生殖器的形态很不一致，有时不易分辨男女。绝大多数患者有阴蒂增大或小阴茎，说明胚胎期受过睾酮的作用，因此 2/3 患者作为男性生活，青春期后可能出现乳房发育或按月"患尿血"而就诊，检查发现外生殖器多为发育不良的男性，有尿道下裂，单侧有阴囊及性腺。若胚胎期雄激素不足，出生时阴茎与阴囊发育不明显，则常作为女性生活，当小孩长大，阴蒂向阴茎发育而引起注意来就诊。约半数性腺在腹股沟内，有时在疝修补术时发现有性腺。

约 2/3 的真两性畸形成年后乳房发育，有一部分能来月经，亦有男性按月"尿血"，其他部位的畸形较为少见，无智力低下。

48. 真两性畸形的实验室检查与发病机制

真两性畸形染色体绝大多数为 46，XX，也可为 46，XY（约占 12%）或其他各种嵌合，如 46，XX/46，XY、46，XX/47，XXY、46，XX/47，XXY/49，XXYYY 等。

睾丸的发育需要有 Y 染色体，但真两性畸形常没有 Y 染色体而有睾丸。可能是由于：①发生了 *SRY* 基因的易位（约占 2/3）；②常染色体或 X 染色体基因发生突变可导致在缺乏 *SRY* 时，发生睾丸分化；③少数可能是由于染色体检查不够详细而漏诊的 XY 嵌合型。真两性畸形发生的根本原因尚在研究之中。

49. 真两性畸形的鉴别诊断

外生殖器有阴茎/阴囊而性染色体为46，XX时，应考虑真两性畸形。诊断必须通过开腹探查/腹腔镜从外观辨认出卵巢与睾丸两种组织，并对性腺进行活检，送病理检查，明确两种性腺组织的存在，不能只靠外生殖器和性染色体进行诊断。对真两性畸形必须行性腺病理检查，显示有卵巢和睾丸组织才能达到准确诊断。真两性畸形有时不易与45，X/46，XY性腺发育不全和先天性肾上腺皮质增生相鉴别，均有类似的外生殖器发育异常。

50. 真两性畸形的治疗

真两性畸形发育不全的睾丸发生恶性肿瘤较为少见，46，XX肿瘤发生率为4%，46，XY肿瘤发生率为10%。

手术时应保留与社会性别相同的正常性腺。如社会性别为男性，应切除卵巢，保留正常的睾丸组织。为了做到准确无误，必要时手术可对性腺做活检，并送冷冻切片检查。若睾丸部分位于腹腔或腹股沟，应将睾丸固定至阴囊内。若睾丸异常，应予切除。若为卵睾，在切除卵巢组织时，应包括少量睾丸组织。同时切除子宫、输卵管，无须切除全部阴道。若社会性别为女性，应切除全部睾丸组织，保留正常的卵巢组织。发育不正常的子宫应考虑修补，不能矫正的或与阴道没有相通的、发育不好的子宫应予切除。

外生殖器的治疗对患者具有重要的生理和心理影响，应予充分重视，外生殖器应根据社会性别考虑适时矫形，以便患者能结婚或生育。

51. 较为少见的睾丸退化

染色体为 46，XY 的男性胚胎从孕 8 ～ 9 周开始外生殖器分化，在孕 12 周时完成外生殖器的分化。若胚胎期睾丸在退化之前可分泌一段时间的睾酮和副中肾管抑制因子，各自发挥作用，则内外生殖器有一定程度的男性化表现，表现为附睾形成（睾酮的作用）、无子宫、阴道呈盲端（副中肾管抑制因子的作用）、外生殖器向男性发育（小阴茎或阴蒂增大、阴唇融合等）。

若胚胎期因某种原因导致睾丸发生退化，不再分泌睾酮和副中肾管抑制因子，则内外生殖器可停止向男性的分化与发育，表现为不同程度的外生殖器性别模糊（图 9）。曾有始基睾丸综合征、睾丸消失综合征、胚胎期睾丸退化综合征等术语来描述在男性性分化的中期，即妊娠 8 ～ 10

周，睾丸功能的停止导致一系列的生殖器异常，现多用睾丸退化来描述此类疾病。其病因尚不清楚，目前认为胚胎期睾丸血管的意外或睾丸扭转可能是主要的原因。但也有一些家族性病例的报道，提示至少在部分病例中这种综合征是由某一稀有的突变基因引起的。北京协和医院收集的病例均无家族史，提示可能还有其他的致病因素有待进一步研究。

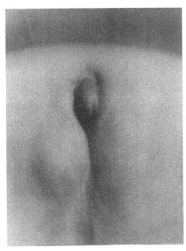

图9　睾丸退化综合征（外阴阴蒂稍大，双侧大阴唇融合，无阴道）

睾丸退化的特征是睾丸功能停止后不会再次启动，是睾丸自身的异常所致，即患者出生后已丧失性腺继续发育和康复的可能。这与一般的睾丸发育不全有所不同，后者可由多种病因引起，去除病因后，睾丸仍有机会恢复一定的功能。

52. 睾丸退化的诊断与鉴别诊断

临床上，遇到社会性别为女性，出生后外生殖器性别模糊、阴唇融合、阴蒂稍增大、尿道口在阴蒂根部或头部、青春期后原发闭经、无女性第二性征发育、盆腔检查无子宫的患者，应考虑睾丸退化的诊断。结合染色体核型为46，XY、促性腺激素水平升高、性腺激素水平低下、HCG刺激试验睾酮无增加等结果，可诊断该疾病为睾丸退化，性腺病理检查可证实为发育不良或退化的睾丸。

青春期后就诊的患者，需与染色体为46，XY的部分型雄激素不敏感综合征、5α-还原酶缺陷症、部分型17α-羟化酶缺乏、睾丸间质细胞发育不全、单纯性腺发育不全、染色体为46，XX的21-羟化酶缺乏和妊娠早期使用外源性雄激素相鉴别，此7类患者社会性别均为女性，可有类似的临床表现，但由于病因不同，临床表现有所差别。

通过病史询问和染色体检查，与46，XX的21-羟化酶缺乏、妊娠早期使用外源性雄激素导致外生殖器性别模糊相鉴别；通过有无青春期第二性征的发育和HCG刺激后的反应了解性腺是否有功能；通过是否有子宫了解是否早期有副中肾管抑制因子的分泌与作用；通过手术证实有没有子宫、输卵管发育，以及病理结果加以证实诊断（表6）。

表6 睾丸退化与其他46，XY DSD 的鉴别诊断

项目	睾丸退化	部分型雄激素不敏感综合征	5α-还原酶缺乏	部分型17α-羟化酶缺乏	单纯性性腺发育不全
原发闭经	有	有	有	有	有
乳房发育	无	有/无	无	有	无
阴毛/腋毛	无/稀疏	无/稀疏	有	无/稀疏	无
外生殖器	性别模糊	性别模糊	性别模糊	性别模糊	幼稚女性
阴道	无/盲端	无/盲端	盲端	无/盲端	有
子宫	无	无	无	无	有
FSH	显著升高	正常	正常	轻度升高	显著升高
LH	显著升高	正常/轻度升高	正常	轻度升高	显著升高
雌二醇	低下	男性水平	男性水平	低下	低下
睾酮	低下	男性水平	男性水平	低下	低下
孕酮	低下	男性水平	男性水平	显著升高	低下
人工周期出血	无	无	无	无	有
HCG 刺激试验	无反应	睾酮和双氢睾酮均升高	睾酮升高而双氢睾酮不升高	睾酮和雌二醇无变化，孕酮升高明显	无反应
性腺病理	睾丸萎缩，不缺乏间质细胞	正常睾丸	正常睾丸	睾丸发育不全，间质细胞增生	条索状性腺，间质细胞和支持细胞显著减少

53. 睾丸退化的治疗

睾丸退化患者外生殖器性别模糊，社会性别为女性，应维持已有的女性社会性别，发育不良/位置异常的睾丸易于发生肿瘤。因此对于按女性生活的睾丸退化患者，都应切除发育不良的睾丸组织，术后给予雌激素替代治疗，以促进女性第二性征的发育，防治骨质疏松；无阴道的患者必要时可在婚前半年行外阴整形及阴道成形术，预后良好。总之，睾丸退化患者临床较为罕见，其病因尚不清楚，有待进一步研究。临床上遇到外生殖器性别模糊、青春期后缺乏女性第二性征发育、盆腔检查无子宫的患者，做鉴别诊断时需考虑睾丸退化。

54. 更为少见的性反转

真正的性反转是一种罕见的 DSD 疾病，发生率为 1/20 000 ～ 1/100 000，其特征是有功能的性腺与染色体不一致。临床诊断需排除常见的其他已知 DSD 疾病。

妇产科门诊中会看到 46, XY 性反转。患者的社会性别为女性，可因原发闭经、卵巢早衰或有不良孕史就诊。患者可表现有不同程度的卵巢功能，如有自发的乳房发育或月经、妊娠，但查染色体为正常的 46，XY。如有病理检查，则证实有卵巢成分，没有睾丸成分。

男科门诊中可看到 46，XX 性反转，患者常因不育、无精子症就诊，体检发现睾丸偏小，检查时发现染色体为 46，XX。

目前性反转的病因尚不清楚，有多个基因可能涉及 46，XY 性反转的发生，包括 *NR5A1* 突变、缺失 *SOX9*、*SRY* 突变、*Dax1/DSS* 变异、*9p-*、*DMRT1* 的单倍体不足、10 号染色体长臂远端到 *10q25* 的末端缺失、*FGF9* 信号蛋白的缺陷等。此外，*SRY* 突变或移位到 X 或其他常染色体上、*Dax1/DSS* 变异等亦与 46，XX 性反转有关。

性激素异常导致的性发育异常

55. 性激素水平与功能异常的性发育异常

性激素水平与功能异常的患者性染色体和性腺大体检查无异常，而主要表现为性激素的合成（过多与不足）和（或）功能异常（受体障碍）。性激素的产生需要分泌激素的细胞，性激素的合成过程需要多种酶，性激素起作用需要相应的受体。合成酶的缺乏、受体的异常、受体后的异常将影响性激素的产生和作用，形成各种 DSD。

56. 先天性肾上腺皮质增生是最常见的导致女性男性化的原因

先天性肾上腺皮质增生（congenital adrenal hyperplasia，CAH）是一种常染色体隐性遗传病，患者的两个患病基因一定来自父母。雄激素分泌过多最常见的原因是合成皮质醇的酶缺乏。肾上腺皮质合成类固醇激素，如三类肾上腺类固醇激素均以胆固醇为合成原料：主要的糖皮质激素皮质醇从 17α- 羟孕酮合成、主要的盐皮质激素醛固酮从孕酮合成、主要的性激素从 17α- 羟孕酮合成（图 10）。

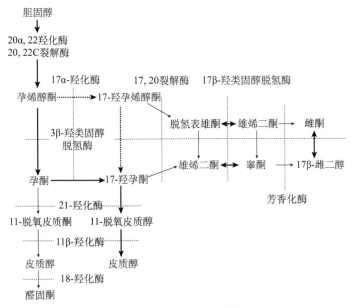

图 10　肾上腺类固醇合成途径

女性患者染色体为 46，XX，性腺为卵巢，内生殖器有输卵管和子宫，但外生殖器可有不同程度的男性化，轻者仅阴蒂稍增大，严重者可有男性发育的外生殖器，但阴囊内无睾丸。

57. 先天性肾上腺皮质增生的发病机制

糖皮质激素在生命应激调控中扮演中心角色，皮质醇对下丘脑与垂体起负反馈作用，调节促肾上腺皮质素释放激素（corticotropin-realeasing hormone，CRH）和促肾上腺皮质激素（adrenocorticotropic hormone，ACTH）的分泌。当酶缺乏时减少了皮质醇的合成，解除了对 ACTH 的抑制。ACTH 分泌增加继而刺激肾上腺皮质增生，造成该酶缺乏之前的代谢物质的积累。21- 羟化酶 /11β- 羟化酶缺乏时，雄激素合成分泌增多，造成女性男性化或男性性早熟。多数 21- 羟化酶缺乏患者在出生至 5 岁间发病，但有青春期来月经后发生的，称为迟发性肾上腺皮质增生。

58. 21- 羟化酶缺乏的流行病学

在 CAH 病例中，95% 是由 17- 羟孕酮向 11- 脱氧

皮质醇的转化缺陷导致的，该转化是由 21- 羟化酶介导、
CYP21A2 基因编码的。根据检测经典型 CAH 的新生儿疾
病筛查研究，21- 羟化酶缺乏症是较常见的遗传性疾病中
的一种。全球范围内约 650 万新生儿筛查的数据显示，其
发病率约为 1/15 000 例活产。患病率随族群和地区而异。
患病率可低至在中国人群中为 1/28 000，在白种人中为
1 /5000 ～ 1/23000 例活产；可高至在阿拉斯加的爱斯基
摩尤皮克人中为 1/280，在法国留尼旺岛为 1/2100。

59.21- 羟化酶缺乏的临床特征

先天性肾上腺皮质增生以 21- 羟化酶缺乏最为常见，
约占 95%。男女两性发病率相同，同胞中可有发病者，且
均为相同酶的缺乏。

21- 羟化酶基因位于第 6 号染色体短臂上（6p21）。21-
羟化酶缺乏可分为轻、重两类，轻者亦称为单纯男性化型，
重者除男性化外尚有失盐表现。

（1）单纯男性化型：21- 羟化酶缺乏导致的女性男性化
在胚胎 8 ～ 12 周开始，因此女性患者出生时，外生殖器有
不同程度的男性化表现。Prader 将不同程度的男性化表现

划分为 5 种类型（图 11、图 12）。

1）外阴分型

Ⅰ型：阴蒂稍大，阴道与尿道口正常。

Ⅱ型：阴蒂较大，阴道口为漏斗形，但阴道与尿道口仍分开。

Ⅲ型：阴蒂显著增大，阴道与尿道开口于一个共同的尿生殖窦。

Ⅳ型：阴蒂显著增大似阴茎，阴茎基底部为尿生殖窦，类似尿道下裂，生殖隆起部分融合。

Ⅴ型：阴蒂似男性阴茎，尿道口在阴茎头部，生殖隆起完全融合，此型常被误认为有隐睾与尿道下裂的男性。

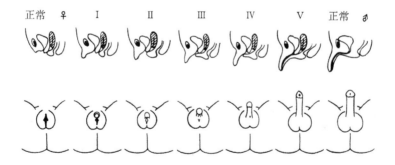

图 11　Prader 对 21- 羟化酶或 11β- 羟化酶缺乏时，
女性外生殖器男性化的分型

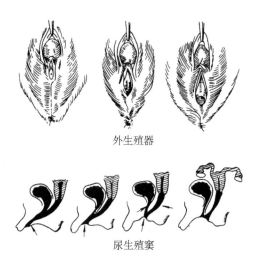

外生殖器

尿生殖窦

图 12　21- 羟化酶或 11β- 羟化酶缺乏时，外生殖器与尿生殖窦正侧面观

胎儿在 20 周前发病时，外生殖器正在分化与形成过程中，若此时受睾酮增高的影响，可使生殖结节和尿道褶发育为阴茎，生殖隆起不同程度地融合，外生殖器类似男性如Ⅳ型、Ⅴ型。若胎儿在 20 周后发病，阴道与尿道已分化形成，外生殖器将表现为Ⅰ型、Ⅱ型。

2）生长快，骨骺愈合早。儿童期，一般在小于 4 岁的一个时期出现生长快，平均身高比同龄儿大 1 ～ 4 岁。因此一个 4 ～ 5 岁患者可达 8 ～ 9 岁的身高，而其骨龄可达 10 ～ 11 岁。骨骺愈合早，骨龄大于实际年龄，最后的身高比健康同龄者矮，未治疗的患者身高一般在 140 ～ 150cm。

3）抵抗力差。由于皮质醇分泌减少，应激能力差，易感冒发热等。

4）女性患者男性第二性征发育早。如阴毛、腋毛、胡须、毳毛、喉结、音低、痤疮等在儿童期即出现。肌肉发达，体力较同龄者强。乳房不发育。

（2）失盐型：21- 羟化酶缺乏重型患者除男性化外，尚有失盐的表现，特征为新生儿失盐性肾上腺危象（低钠血症、高钾血症和生长迟滞），占患者的 1/3 ～ 1/2。新生儿一般在出生后 2 个月内出现呕吐、脱水、不进食、体质量下降或伴有休克，血钾高，钠与氯低，尿素氮浓度增高。女性若出现外生殖器男性化及失盐，应考虑为严重的 21-羟化酶缺乏。Quazi 根据 Prader 的分型，分析得出 I 型、II 型 92% 无失盐，III 型、IV 型 80% 有失盐。

21- 羟化酶缺乏与失盐的关系尚不清楚。目前认为，在失盐型患者中，由于 21- 羟化酶的完全缺乏，肾素活性的增加不能引起醛固酮的增加而导致早期的失盐危象。

（3）非经典型（nonclassical，NC-CAH）：亦称迟发型 21- 羟化酶缺乏的酶缺陷程度，临床表现比经典型轻。女性患者出生时无外生殖器异常，通常在青春期后出现雄激素过高的表现，如多毛、痤疮等，多数有 Prader I 级的阴蒂增大。临床上需与多囊卵巢综合征（PCOS）等鉴别。

在 NC-CAH 中，通常会有肾上腺甾体 17- 羟孕酮的轻度升高。在卵泡期清晨空腹测定 17- 羟孕酮水平，如 17- 羟孕酮＜ 3ng/ml（＜ 6nmol/L），可排除 NC-CAH。如 17- 羟孕酮＞ 2ng/ml 而＜ 10 ng/ml，可行 ACTH 刺激试验，一次静脉注射 250μg ACTH，30 分钟后测定刺激值，如刺激值 ≥ 10 ng/ml（≥ 30nmol/L）则可证实 NC-CAH。口服避孕药和糖皮质激素可影响测定结果。

60. 21- 羟化酶缺乏的诊断与鉴别诊断

临床上，若婴儿有外生殖器畸形、高血压、呕吐、脱水、失盐等表现；成年女性原发闭经，或偶有继发闭经而有男性化表现者，应考虑先天性肾上腺皮质增生的可能性。同时，了解患者有无家族史，染色体为 46，XX，外生殖器阴蒂明显增大，或有更明显的男性化表现，血 17α- 羟孕酮、ACTH 水平显著升高，可诊断为先天性肾上腺皮质增生。

妇产科医师在测定性激素六项时，对无法解释的持续孕酮水平升高（早卵泡期测定，孕酮达到排卵后水平，且持续不降）应格外警惕，可作为判断先天性肾上腺皮质增生存在、进一步检查、确诊的重要线索。

在中剂量地塞米松抑制试验中，CAH 患者升高的血 17-OHP 和雄激素分泌会明显减少，而肿瘤引起的雄激素过高无此种抑制现象。

在 21- 羟化酶缺乏时，血 ACTH、17- 羟孕酮、孕酮和雄烯二酮显著增多。近年来主要用血 17α- 羟孕酮与睾酮水平进行诊断，若水平高应进一步进行地塞米松抑制试验。

61. 21- 羟化酶缺乏的治疗

出生后外生殖器模糊不易确定性别时，应进行系统全面的检查，包括染色体检查，以明确病因。按正确性别生长或选择适当的性别生活，将有利于避免或减少患者和家属的心理和精神创伤与痛苦。

先天性肾上腺皮质增生单纯男性化与失盐型可补充足量肾上腺皮质激素以抑制 CRH-ACTH 的分泌，从而抑制肾上腺产生过多的雄激素，纠正电解质平衡紊乱并阻止骨骺过早愈合。对失盐型患者常用氟氢可的松进行盐皮质激素治疗，其剂量应足以恢复正常的血清钠、钾浓度和血浆肾素活性。

疗效与开始治疗的时间有密切关系，若在 2 岁以内诊断而开始治疗，就能较好地控制阴蒂继续增大与其他男性化症状的发展，可抑制骨骺过早愈合而造成的身材较矮，但一般也不能完全达到健康成人的身高。11 岁时开始治疗，骨骺已愈合，身材不易增高。

女性外生殖器畸形需手术整形治疗。整形手术需缩小增大的阴蒂，扩大融合的会阴。既往行单纯增大阴蒂切除术。因阴蒂为性敏感器官，应予保留，将增大的阴茎海绵体部分切除并行增大的龟头整形，从而保留其血管与神经（图 13）。单纯阴蒂整形可在儿童期进行，过早手术危险性大，手术时需加大皮质激素用量。早手术对患者心理创伤较少。阴道矫形手术应在发育后进行。外生殖器属Ⅳ型、Ⅴ型而已按男性生活者，成年后不易改变性别，可行阴茎成形术，切除女性内生殖器官。

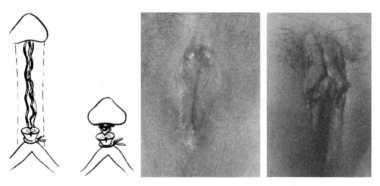

A：保留阴蒂手术；B：切除阴蒂术后（术前Ⅲ型）；C：保留阴蒂术后（术前Ⅳ型）

A　　　　　　　　B　　　　　　　　C

图 13　女性外生殖器畸形整形手术

62.21- 羟化酶缺乏的预防与产前诊断

21- 羟化酶缺乏为遗传性疾病，当胎儿因有同胞受累而已知存在风险时或者当父母双方都明确为严重突变基因之一的杂合子时（据此可预测女性外生殖器性别不清的概率是 1/8），应该考虑产前诊断。有家族史者可于孕 8 ～ 10 周做绒毛活检进行 DNA 检测，采用 PCR 方法针对 12 个最常见的基因突变可检出 90% ～ 95% 的 *CYP21A2* 等位基因突变。虽然筛查这些最常见的基因突变可能漏诊 10%CAH 患者的基因突变，但如果检测出至少 1 种基因突变，则患者可以行进一步评估。也可在妊娠 4 个月时取羊水测定胎儿性别和 17- 羟孕酮、雄烯二酮与血 17- 羟孕酮。但需注意正常胎儿与患儿羊水内孕三醇或血 17- 羟孕酮与睾酮水平范围常有重叠，可能是因为胎儿肾上腺尚不能将 17- 羟孕酮转变为足够的孕三醇使羊水的水平增高，监测 17- 羟孕酮可能更为准确。

David 和 Forest 等对有高危的母亲在妊娠早期（妊娠 6 ～ 8 周）用地塞米松治疗，从而抑制了 ACTH 的分泌和雄激素的过度分泌，并取得了初步的满意效果。治疗方法：从妊娠 6 ～ 8 周起，平均每日 1.25mg 地塞米松，在 16 周左右，停止治疗 10 天，施行羊膜腔穿刺。继续地塞米松治疗 2～3 周以等待羊水染色体和激素检测结果。如果染色体是 46，XY，则停止治疗；如染色体是 46，XX 且 17- 羟孕酮水平升高，则继续治疗直到分娩。但因成本过高，现在做产前治疗的不多，更多的是在产后及时诊断治疗。

63. 11β- 羟化酶缺乏导致的先天性肾上腺皮质增生

11β- 羟化酶缺乏较为少见，仅为 21- 羟化酶缺乏数量的 5%。11β- 羟化酶缺乏时皮质醇与醛固酮的合成均减少，去氧皮质酮、去氧皮质醇与雄激素均增多。与 21- 羟化酶缺乏相同的是雄激素增多，造成女性男性化及男性阴茎增大。

与 21- 羟化酶缺乏不同的是由于去氧皮质酮有足够的盐皮质激素作用而无失盐的表现。由于产生过多的去氧皮质酮造成血压增高是 11β- 羟化酶缺乏的特征。11β- 羟化酶基因位于第 8 号染色体长臂（8q22）（图 14）。

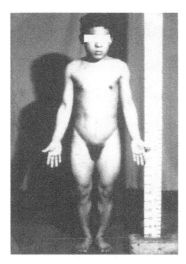

图 14 11β- 羟化酶缺乏患者按男性生活，染色体 46，XX

64. 想生男孩孕早期服用外源性雄激素过多导致的性发育异常

若母亲于孕期因先兆流产或其他原因，包括期望生男孩而服用合成孕激素类药物，如炔诺酮、异炔诺酮或睾酮等，可造成女性胎儿外生殖器男性化。

此类并不多见。北京协和医院接诊 1 例患者，社会性别男性，自幼发现阴茎短小，阴囊融合，囊内无性腺，探查有子宫和阴道，染色体为 46，XX。该患者系母亲想生男孩，在孕 40 天至 4 个月服用甲基睾酮 10 ～ 15mg/d，共1000 ～ 1500mg，造成其外生殖器男性化（图 15）。

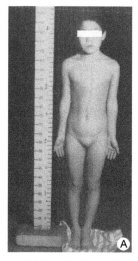
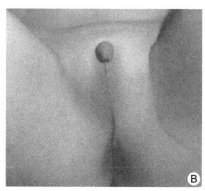

A：其母早孕期服甲基睾酮，染色体46，XX；B：外生殖器阴蒂增大，大阴唇融合

图15 外源性雄激素过多

生殖器男性化的程度与孕期用药时间、剂量、持续时间与用药种类有关。生殖隆起的融合与用药的时间有关；在孕12周前用药可出现阴囊融合。阴蒂增大与用药持续时间有关，一般阴蒂增大需用药一段时间。孕早期应避免用合成孕激素类或雄激素类药物。

此外，要进行优生优育的宣传教育，对孕妇、家属及医师均应进行产前用药教育和培训，尤其是胚胎早期用药要慎重，以防止此类疾病的发生。

65. 雄激素合成不足可导致 "男孩儿" 变 "女孩儿"

本应是男孩儿的 46，XY 个体可因激素合成酶的缺乏导致雄激素合成不足，如 20，22- 碳链酶、3β- 羟类固醇脱氢酶、17α- 羟化酶、17，20 碳链酶与 17β- 羟类固醇脱氢酶。缺乏前二者的新生儿出生后均早期夭折，缺乏后三者除表现为雄激素缺乏外尚有相应的肾上腺激素分泌不足，其中以 17α- 羟化酶不足较为多见。

66. 17α- 羟化酶缺乏导致先天性肾上腺皮质增生的发病机制

细胞色素 P450 17α 酶（简称 P450 17α）是肾上腺皮质、性腺甾体激素合成所必需的关键酶之一，它属于混合功能氧化酶类，由 508 个氨基酸组成，兼有 17α- 羟化酶和 17，20 裂解酶两种活性。前者催化孕烯醇酮和孕酮（progesterone，P）转变为 17α- 羟孕烯醇酮和 17α- 羟孕酮（17αP），后者使 17，20 位碳链裂解，形成雌激素的前体——去氢表雄酮（dehydroepiandrosterone，DHEA）和雄烯二酮。在肾上腺，P 和 17αP 经 21 位、11β 位、18 位羟化，各形成 11- 脱氧皮质酮（DOC）等盐皮质激素和皮质醇。

细胞色素基因 P450c17（cytochrome p450c17，*CYP17*）是编码 P450 17α 酶的基因，它位于 10 号染色体 q24.3 区，全长 5.7kb，含 8 个外显子。P450 17α 酶（即 17α 羟化酶和 17，20 裂解酶）缺乏症（17 alpha-hydroxylase / 17, 20-lyase deficiency，17OHD）是 *CYP17* 基因突变引起的一种常染色体隐性遗传性疾病。临床患病率约为 1/50 000。

17α- 羟化酶存在于肾上腺和性腺。此酶缺乏时 17α- 羟化作用受阻，肾上腺合成皮质醇、睾酮和雌二醇及其他相应的代谢产物明显减少。性腺内缺乏 17α- 羟化酶时性激素合成受阻，46，XY 男性患者睾酮、脱氢表雄酮和雄烯二酮合成受阻。46，XX 女性患者的雌激素合成缺乏，无女性第二性征。

皮质醇低时，ACTH 增多，不需 17α- 羟化酶参与生物合成的激素，如 11- 脱氧皮质酮、皮质酮和 18- 羟皮质酮均明显升高，它们均有保钠排钾的作用。此酶基因现定位于 10 号染色体，是一种常染色体隐性遗传，有家族遗传倾向。

67. 17α- 羟化酶缺乏的临床特征

患者因缺乏雄激素或雌激素，外生殖器为女性幼稚型，多按女性生活。46，XY 患者性腺为发育不全的睾丸，性腺可位于盆腔、腹股沟或阴唇，因胚胎期 MIS 分泌正常，无子宫与输卵管，阴道呈盲端。女性患者的性腺为发育不全的卵巢或条索状性腺，雌激素合成受阻，外生殖器发育幼稚，第二性征不发育。

由于缺乏性激素的抑制，骨骺愈合晚，身材偏高，多数无乳房发育，有高血压和低血钾，变异程度较大，抵抗力低，易感冒发热。北京协和医院曾接诊两位"亲姐妹"患者，均因原发闭经、缺乏女性第二性征发育就诊，经检查才发现有严重的高血压、低血钾，平时无不适症状。一位为 46，XX，有子宫、阴道，人工周期可来月经；另一位为 46，XY，没有子宫，有阴道盲端。对有家族性表现的患者，其亲属在未来的妊娠过程中，应创造条件进行产前诊断，及早发现疾病。

68. 17α- 羟化酶缺乏的实验室检查

17α- 羟化酶缺乏患者睾酮和雌二醇水平低下，对 HCG 刺激试验无反应，FSH 和 LH 增高。皮质醇水平低下，ACTH 刺激试验反应不良。17α- 羟化酶缺乏，其前体物质孕酮和孕烯醇酮及代谢产物孕二醇均增多，醛固酮与肾素降低，骨龄落后，骨密度低。

69. 17α- 羟化酶缺乏的诊断与鉴别诊断

临床遇到有高血压、低血钾及原发闭经、性激素低下、第二性征不发育的患者应考虑 17α- 羟化酶缺乏的可能，并进一步证实。

17α- 羟化酶缺乏、性染色体为 46，XY 者应注意与单纯性腺发育不全与完全型雄激素不敏感综合征鉴别。应注意与其他原因引起的高血压和低血钾鉴别，如使用利尿药、肾动脉狭窄、恶性高血压、失钾性肾炎、11β- 羟化酶缺乏等。不完全型 17α- 羟化酶缺乏应与不完全型雄激素不敏感综合征、5α- 还原酶缺乏等鉴别。

70. 17α- 羟化酶缺乏的治疗

对 46，XY 的 17α- 羟化酶患者需切除发育不全的睾丸，以防止肿瘤的发生；46，XX 的患者不需手术。内科治疗需用糖皮质激素替代治疗，如地塞米松、泼尼松等，用药后血压下降，血钾上升。用药方法同 21- 羟化酶缺乏。患者青春期后需进行雌激素替代治疗，以促进女性第二性征的发育，并防治骨质疏松。

71. 不完全型 17α- 羟化酶缺乏症

近年来，发现一些更罕见的不完全型 P450 17α- 羟化酶缺乏症，包括 46，XX 型和 46，XY 型，临床特点又有不同。

"不完全型"与"完全型"P450 17α- 羟化酶缺乏症的主要不同点是："不完全型"患者具有一些雌激素或雄激素的功能，反映了有部分 17α- 羟化酶活性的存在。46，XX 患者乳房均有不同程度的自动发育、有稀少性毛、稀少月经或继发闭经，血压可以不高，血钾可以不低，17α- 羟孕酮浓度正常或明显增高，乳房发育、性毛稀少，外生殖器性别不清。

女性表型、外阴幼女型或性别不清、性毛稀少，伴不同程度乳房发育、出现反复发作的卵巢囊肿和性腺功能低下，合并高血压、低血钾时，应考虑到不完全型 P450 17α-羟化酶缺乏症。"不完全型"46，XX 患者因原发或继发闭经或月经稀少、不育就诊于妇产科时，易与单纯性性腺发育不全、卵巢早衰混淆。持续高孕酮血症是本症的特点之一。

临床上检查血六项生殖激素浓度应是常规范围，但因主观认为不可能排卵而不查孕酮，或虽已检查却对高孕酮结果未加重视而引起漏诊。实际上本症患者血睾酮、雌二醇浓度显著低下，卵巢不会排卵，应想到类固醇合成酶缺陷引起的高孕酮，进一步检查肾上腺功能即可明确诊断。患者多反复出现双卵巢无回声区，似多囊卵巢，但血生殖激素结果明确提示不是多囊卵巢综合征，最可能的原因是高孕酮引起的多发性黄素化囊肿。

本症 46，XY 患者多有外生殖器性别模糊，应与不完全型雄激素不敏感综合征（IAIS）、21-羟化酶缺乏症（21OHD）鉴别。IAIS 患者血睾酮应相当于或高于正常男性水平，血压、ACTH、17α-羟孕酮、血钾皆正常。21OHD 46，XX 患者有明显男性化征，46，XY 患者有男性假性性早熟征；二者血孕酮、17α-羟孕酮、睾酮皆升高，骨龄提前。主诉高血压时，应与原发性醛固酮增多症、嗜铬细胞瘤鉴别，此两种疾病皆无性腺功能低下，前者肾上腺 CT 常可见占位病变，后者儿茶酚胺及大血管影像检查异常。

72.5α-还原酶缺乏

男性外生殖器的分化与发育依赖于靶器官内的 5α-还原酶将循环的睾酮转化为双氢睾酮。5α-还原酶有两个同工酶（5α-还原酶Ⅰ和 5α-还原酶Ⅱ），分别由 2 个不同的基因编码。5α- 还原酶缺乏是由于基因组中 II 型酶基因缺损，导致 II 型 5α- 还原酶的缺乏。缺乏 5α- 还原酶 II，在胚胎发育过程中，尽管 46，XY 患者性腺是睾丸，睾酮分泌和作用正常，但外生殖器仍不发育，出生时外生殖器多为女性表现，阴道为盲端，无子宫，中肾管分化良好，前列腺不发育。5α- 还原酶缺乏症是一种家族性常染色体隐性遗传病，患者分布呈现一定的区域性，较为少见。

5α- 还原酶缺乏多为部分缺乏，青春期发育时睾酮分泌增多，转化的双氢睾酮亦增多（包括来自 5α- 还原酶 I 的转换），男性化改变明显。肌肉发达，音低，睾丸下降，阴茎发育能勃起，阴囊增大、着色、出现皱褶。相反的，前列腺仍不发育，面部无须，颞部发际不退缩，乳房不发育。当睾酮分泌减少，阴茎会进一步萎缩。此特征国内虽有报道，但因测定有困难，临床表现并不典型。

73. 尴尬的雄激素不敏感综合征

临床上有一类患者，染色体是男性 46，XY，性腺是发育良好的睾丸，分泌的睾酮在男性正常范围，但却表现为漂亮的女孩儿，乳房发育好，但不来月经，称为雄激素不敏感综合征（androgen insensitivity syndrome，AIS）。AIS

是一种 X- 连锁隐性遗传疾病。临床较为常见，占原发闭经的 6% ～ 10%，发病率为出生男孩的 1/64 000 ～ 1/20 000，在儿科有腹股沟疝而手术的 "女孩" 中，AIS 的发生率为 1.2%。1953 年 Morris 详尽地描述了该病的临床表现，称此类患者为 "睾丸女性化"。目前发现其主要病因是雄激素靶器官的雄激素受体出现障碍而导致对雄激素不反应或反应不足，故称之为 "雄激素不敏感综合征"。

74. 雄激素不敏感综合征的发病机制

雄激素受体基因位于 X 染色体长臂上，即着丝粒与 q13 之间（Xq11-12 区），它是一单复制基因。在 46，XY 个体中，由于无同源染色体，其微小突变即可表现出明显的异常。

雄激素（睾酮和双氢睾酮）必须通过雄激素受体才能起作用。雄激素与受体结合形成激活的雄激素 - 受体复合物，通过雄激素受体的 DNA 结合区与靶基因附近的雄激素反应元件结合，在靠近转录起始点处形成稳定的启动复合物，从而促使 RNA 聚合酶 Ⅱ 的有效转录启动，并与其他转录因子一起通过蛋白质间的相互作用而调节转录（图 16）。

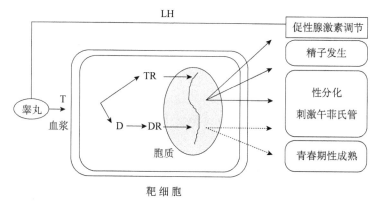

T：睾酮；D：双氢睾酮；R：受体

图 16 雄激素作用机制示意图

目前认为，雄激素受体的异常是导致 AIS 的主要原因，这些异常通常伴随受体结合活性的异常、缺乏雄激素在核内的定位和丧失对靶基因转录的激活能力。AIS 中的基因突变可表现为缺失型、点突变型、碱基插入型，外显子 1 中 CAG 重复序列扩增或缩短。此外，某些不完全型 AIS 可能存在体细胞嵌合，即并存有 AR 基因的正常型和突变型，这可能是某些 IAIS 有出乎意料的男性化的分子机制。另外，某些临床和内分泌肯定的 AIS 病例，检查 AR 基因未能发现异常。其中某些可能是诊断或技术上的失误，但也有一些可能是 AR 基因上尚未检测到的区域内的缺陷，如启动子区。亦可能涉及性分化的其他基因，或编码调节 AR 活性因子的基因，以及靶基因序列本身的突变。

75. 雄激素不敏感综合征的临床特征

根据患者有无男性化表现，可将 AIS 患者分为无男性化表现的完全型（complete AIS，CAIS）（图 17）和有男性化表现的不完全型（incomplete AIS，IAIS）（图 18）两大类。

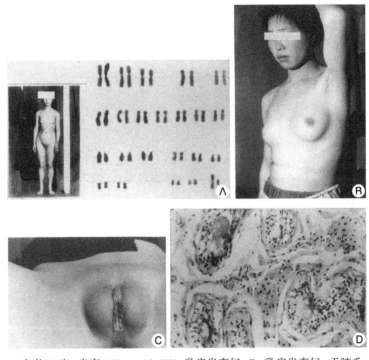

A：患者 21 岁，身高 165cm，46，XY，乳房发育好；B：乳房发育好，无腋毛；
C：无阴毛，双侧大阴唇内有性腺；D：病理有数个发育不全的细精管，正
中一堆 Leydig 细胞

图 17　雄激素不敏感综合征，完全型

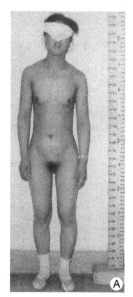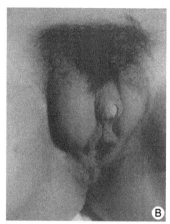

A：患者 28 岁，身高 164cm，乳房稍发育；B：阴蒂增大，双侧大阴唇内有
睾丸

图 18　雄激素不敏感综合征，不完全型

（1）完全型雄激素不敏感：自幼均按女性生活，在婴幼儿期个别患者可因大阴唇或腹股沟包块而就诊，行疝修补术时发现疝内容物为睾丸。成年后临床表现较为一致，原发闭经，女性体态，中国成年患者的身高平均为（166.67±3.81）cm，高于中国成年女性的平均身高，与成年男性的平均身高近似。青春期乳房发育，但乳头发育差（到达青春期后，乳房由于缺乏雄激素的对抗作用，受正常或升高的雌激素影响可导致男子女性化乳房的发育），阴

毛、腋毛无或稀少，女性外阴、大小阴唇发育较差，阴道
呈盲端，无宫颈和子宫（19.2% ～ 35.0% 有未融合的始基
子宫），人工周期无月经。性腺可位于大阴唇、腹股沟或腹
腔内。患者常因原发闭经或大阴唇、腹股沟包块就诊。

（2）不完全型（部分型）雄激素不敏感：此类患者的临
床表现范围变化极大。与完全型的主要区别在于有不同程度
的男性化，包括增大的阴蒂和阴唇的部分融合，青春期有阴
毛、腋毛发育。1947 年 Reifenstein 报道了一种 X- 连锁的家
族性疾病，主要表现为会阴阴囊型尿道下裂，乳房不发育和
不育，现发现其也是因雄激素受体缺陷所引起的。

76. 雄激素不敏感综合征的实验室检查

青春期前 AIS 患者通常有与其年龄相符的 LH 和睾酮
水平，新生儿与幼儿的情况类似，但健康男婴在出生第 6
周时出现的 LH 和睾酮高峰在 AIS 患儿中不出现。青春期
后睾丸分泌睾酮增加，由于雄激素受体缺陷，导致睾酮对
下丘脑 - 垂体系统的负反馈不足，使 AIS 患者的 LH 水平
高于正常男性；FSH 的分泌水平与正常男性相同或升高。
升高的 LH 又刺激睾丸分泌更多的睾酮和雌激素。雌激素
主要来自睾丸，少量是由雄烯二酮和睾酮在外周组织中经

芳香化作用转化而来，由于升高的 LH 增加对间质细胞的刺激，雌激素的产量约为健康男性的 2 倍。因而青春期后 AIS 的睾酮和雌激素处在正常高限或升高。HCG 刺激后，有血睾酮和 DHT 的正常增加。但研究发现，有近 1/3 的患者可有睾酮水平下降，原因不明。

77. 雄激素不敏感综合征的诊断与鉴别诊断

典型的临床表现和实验室检查使 CAIS 诊断容易，但 IAIS 的确诊不易。雄激素受体与雄激素结合力的测定是确诊 AIS 的基本方法，雄激素受体基因的检测与分析亦是确诊的方法之一。

CAIS 需注意与 46，XY 单纯性腺发育不全和 17α- 羟化酶缺乏鉴别（表 6）。

IAIS 的临床表现变化范围极广，目前发现某些 AIS 也有睾酮低下的问题，所以应当注意与各种雄激素作用不全的疾病鉴别，包括 5α- 还原酶缺乏、间质细胞发育不全和各种影响睾酮合成的酶缺乏。

78. 雄激素不敏感综合征的治疗

发育不全或位置异常的睾丸容易发生肿瘤已成为共识。

1981 年 Scully 总结了 AIS 睾丸发生肿瘤的危险性为 6% ～ 9%。北京协和医院资料显示，其肿瘤的发生率为 13.3%，恶变率为 26.67%。

在 CAIS 中，因其女性化程度高，无男性化表现，只需切除双侧性腺与行疝修补术即可按女性生活。IAIS 需根据外生殖器畸形的程度决定性别的选择，按女性生活的 IAIS 需切除双侧性腺，必要时行外阴整形或阴道成形术；按男性生活的 IAIS 则需行隐睾纠正和外生殖器整形。Migeon 等提出，如果 IAIS 的诊断是基于分子水平的，因多数患者对常规剂量的雄激素反应不良，建议患者按女性抚养，并行性腺切除和外阴整形，较按男性生活更为适宜。但对有些 IAIS，尤其是雄激素受体结合质量异常和对人工合成的雄激素类似药物有反应的（雄激素受体结合选择性异常），在超生理剂量或改变雄激素类型后，雄激素效应将可达到健康男性水平。Grino 等认为，这类患者在新生儿和青春期给予治疗仍可按男性生活。

AIS 诊断明确后，如按女性生活，为预防性腺发生恶变，行性腺切除已被广泛接受，但对于手术的时机仍有争议。Manuel 等用计算机分析，AIS 青春期前发生肿瘤的危险性为 3.6%，因而建议 25 岁后切除性腺，以便女性第二性征更好地发育。然而，也有部分医师提出尽早发现 AIS，尽早手术切除性腺。因为在 AIS 中，最早可在 2 个月的新生儿中发现有原位癌，在青春期即有浸润性精原细胞瘤的报道。尽早切除性腺，其优点在于既可以防止或减少患者的心理损伤，又消除了患者不遵医嘱不定期随诊的危险性，从而避免恶性变的可能性。目前建议 AIS 诊断明确后，手术的时机和方式应根据患者的社会性别、AIS 的类型、睾丸的部位和外生殖器畸形的程度决定。

79. 雄激素不敏感综合征的预防与产前诊断

AIS 为 X- 连锁隐性遗传，对一个女性携带者而言，其 46，XY 后代中患 AIS 的可能性为 1/2；其 46，XX 后代中有 1/2 是携带者。重要的是要发现该突变的杂合子携带者，以便进行遗传咨询。目前利用分子生物学的方法，包括 PCR-SSCP 分析、外显子 1 中 CAG 重复序列的长度多态分析和限制性酶切片段长度多态性分析等，可以对家族性 AIS 进行准确的遗传分析。对有 AIS 家族史者，可进行产前绒毛或滋养细胞组织活检做 DNA 分析。对高龄孕妇、有遗传病史或有高危妊娠因素的孕妇，进行羊水穿刺确定胎儿性别为 46，XY 而 B 超检查发现外生殖器为女性表型时，应高度怀疑 CAIS 的存在，并做进一步的检查，通过此方法最早可在孕 16 周发现 AIS。

80. 外生殖器性别不清是鉴别诊断性发育异常的重要线索

外生殖器性别不清将影响正确的性别确定，是 DSD 常见的表现和就诊原因。总结发现，1976—1996 年，北京协和医院共收治各种 DSD 患者 450 例，其中有外生殖器性别不清共 105 例，占 23.3%。外生殖器性别不清主要与雄激素异常有关，其临床表现多种多样，临床诊断和鉴别较为复杂。根据病因，可将外生殖器性别不清的原因分为 3 大类：雄激素过多、雄激素不足和性腺分化异常（表 7），其中先天性肾上腺皮质增生、不完全型雄激素不敏感综合征和真两性畸形最为常见。近年来发现的罕见的有外生殖器性别不清的病种包括不完全型 17α- 羟化酶缺乏和部分型单纯性腺发育不全。

表 7　外生殖器性别不清 105 例的分类（2001 年）

分类	人数（例）	占比（%）
雄激素过多		
先天性肾上腺皮质增生	55	52.4
早孕期外源性雄激素过多	1	1.0

分类	人数（例）	占比（%）
雄激素不足		
不完全型雄激素不敏感综合征	28	26.7
睾丸退化	3	2.9
性腺分化异常		
真两性畸形	13	12.4
45，X/46，XY性腺发育不全	5	4.8
合计	105	100

临床中遇到外生殖器性别不清的新生儿时，如诊断不清，应尽快转往有经验的医院以便尽早得以确诊。应仔细询问孕期用药史及家族史。体检时应注意阴蒂的大小、阴唇融合的程度和性腺的部位。成年患者是否有乳房发育及身高是否正常均有重要的鉴别价值。

对于外生殖器性别不清的患者，性腺的部位对诊断亦有帮助，由于卵巢不降到腹股沟外环以下，如果在腹股沟外环以下发现性腺，则性腺为睾丸或卵睾。先天性肾上腺皮质增生的卵巢不进入阴囊，有助于鉴别诊断。

对于外生殖器性别不清的成年人，若有乳房发育，且染色体核型为46，XX，则提示体内有来自卵巢组织的雌激素作用，对诊断先天性肾上腺皮质增生或真两性畸形有提示作用；若染色体核型为46，XY，则可能为不完全型雄激素不敏感综合征。若患者的身高 < 150cm，则提示有 45，X 的存在，应高度怀疑 45，X/46，XY 性腺发育不全。

染色体检查在鉴别诊断中起关键作用，如睾丸退化与早孕期外源性雄激素过多导致的外生殖器性别不清表现几乎一样，染色体核型是唯一的鉴别方法。

此外，测定促性腺激素、睾酮 / 双氢睾酮、17- 羟孕酮、电解质可以协助诊断。人绒毛膜促性腺激素刺激试验有助于鉴别诊断 5α- 还原酶缺乏、雄激素合成障碍和不完全型雄激素不敏感综合征。地塞米松试验有助于鉴别诊断先天性肾上腺皮质增生。腹部和阴囊超声检查有助于了解生殖器的性质和部位。有条件的可进行 SRY 受体、MIS 受体、MIS 受体、雄激素受体、5α- 还原酶、21- 羟化酶和雄激素合成酶的检测和分析，以发现基因的突变，从而了解疾病的分子生物学基础，并可通过分子生物学技术对有家族史者进行产前诊断。

腹腔镜检查和剖腹探查结合病理检查可明确性腺性质，对诊断真两性畸形和其他诊断不明确的疾病具有不可替代的价值。

此外，除 DSD 外，还需注意与分泌雄激素的肿瘤鉴别，此种肿瘤分泌的雄激素水平多显著升高，可通过染色体检查、睾酮测定、盆腔检查、超声等各种影像学检查，以及腹腔镜检查或剖腹探查，确定肿瘤的部位和性质。

参考文献
References

1. 葛秦生. 实用女性生殖内分泌学. 北京：人民卫生出版社，2008.

2. 周慧梅，姚凤霞，田秦杰. 8 例含 Y 染色体性腺发育不全患者的 *SRY* 基因分析. 实用妇产科杂志，2011，27（4）：295-297.

3. 白枫，郭海燕，田秦杰，等. 雄激素不敏感综合征手术治疗及探查结果分析. 生殖医学杂志，2010，19（5）：381-384.

4. 丁颖，田秦杰，卢琳. 孕酮在非经典型 21 羟化酶缺乏症和多囊卵巢综合征鉴别诊断中的作用. 生殖医学杂志，2010，19（4）：309-312.

5. 周远征，田秦杰，林姬，等. 215 例性发育异常疾病的分类比较研究. 生殖医学杂志，2009，18（4）：361-364.

6. 田秦杰，林姬，陈蓉，等. 睾丸退化的临床特征与鉴别诊断——附 5 例临床报告. 生殖医学杂志，2008，17（3）：178-182.

7. 田秦杰，张以文，陆召麟，等. 不完全型 P450 17α 酶缺乏症六例报道及分析. 中华妇产科杂志，2007，42（10）：670-674.

8. 金利娜，田秦杰，郎景和，等. 性发育异常患者性腺母细胞瘤 4 例临床分析. 生殖医学杂志，2007，16（6）：400-403.

9. 田秦杰，戴志琴，余卫，等. 完全型雄激素不敏感综合征患者的骨密度研究. 中华妇产科杂志，2005，40（12）：799-802.

10. 王春庆，田秦杰. 性发育异常发病机制的研究进展. 国际生殖健康／计划生育杂志，2013，32（5）：361-364.

11. Tian Q，He F，Zhou Y，et al. Gender verification in athletes with disorders of sex development. Gynecol Endocrinol，2009，25（2）：117-121.

12. Tian Q，Yao F，Sha G，et al. Genotyping of a Chinese family with 46，XX and 46，XY 17-hydroxylase deficiency. Gynecol Endocrinol，2009，25（8）：485-490.

13. Tian Q，Zhang Y，Lu Z. Partial 17alpha-hydroxylase/17, 20-lyase deficiency-clinical report of five Chinese 46，XX cases. Gynecol Endocrinol，2008，24（7）：362-367.

14. Hughes IA. Disorders of sex development: a new definition and classification. Best Pract Res Clin Endocrinol Metab，2008，22（1）：119-134.

15. Kohmanaee S，Dalili S，Rad AH. Pure gonadal dysgenesis (46 XX type) with a familial pattern. Adv Biomed Res，2015，4：162.

16. Grynberg M，Bidet M，Benard J，et al. Fertility preservation in Turner syndrome. Fertil Steril，2016，105（1）：13-19.

17. Lee PA，Houk CP，Ahmed SF，et al. Consensus statement on management of intersex disorders. International Consensus Conference on

Intersex. Pediatrics, 2006, 118 (2): e488-500.

18. Looijenga LH, Hersmus R, Oosterhuis JW, et al. Tumor risk in disorders of sex development (DSD). Best Pract Res Clin Endocrinol Metab, 2007, 21 (3): 480-495.

19. Lee PA, Nordenström A, Houk CP, et al. Global Disorders of Sex Development Update since 2006: Perceptions, Approach and Care. Horm Res Paediatr, 2016, 85 (3): 158-180.

20. Guarneri MP, Abusrewil SA, Bernasconi S, et al. Turner's syndrome. J Pediatr Endocrinol Metab, 2001, 14 (Suppl 2): 959-965.

21. Haqq CM, King CY, Donahoe PK, et al. *SRY* recognizes conserved DNA sites in sex-specific promoters. Proc Natl Acad Sci USA, 1993, 90 (3): 1097-1101.

22. Hochberg Z, Zadik Z. Final height in young women with Turner syndrome after GH therapy: an open controlled study. Eur J Endocrinol, 1999, 141 (3): 218-224.

23. Kappy MS, Blizard RM, Migeon CJ. Wilkins: The diagnosis and treatment of endocrine disorders in childhood and adolesence. 4th ed. Springfield, USA : Charles Thomas Publisher, 1994 : 717-856.

出版者后记
Postscript

　　1 年时间，365 个日夜，300 位权威专家对每本书每个细节的精雕细琢，终于我们怀着忐忑的心情迎来了《中国医学临床百家》丛书的出版。我们科学技术文献出版社自 1973 年成立即开始出版医学图书，40 余年来，医学图书的内容和出版形式都发生了很大变化，这些无一不与医学的发展和进步相关。

　　近几年，中国的临床医学有了很大的发展，在国际医学领域也开始崭露头角。以北京天坛医院牵头的 CHANCE 研究成果改写美国脑血管病二级预防指南为标志，中国一批临床专家的科研成果正在走向世界。但是，这些权威临床专家的科研成果多数首先发表在国外期刊上，之后才在国内期刊、会议中展现。如果出版专著，又为多人合著，专家个人的观点和成果精华被稀释。

为改变这种零落的展现方式，作为科技部所属的唯一一家出版机构，我们有责任为中国的临床医师提供一个系统展示临床研究成果的舞台。为此，我们策划出版了这套高端医学专著——《中国医学临床百家》丛书。"百家"既指临床各学科的权威专家，也取百家争鸣之意。

丛书中每一本书阐述一种疾病的最新研究成果及专家观点，按年度持续出版，强调医学知识的权威性和时效性，以期细致、连续、全面展示我国临床医学的发展历程。与其他医学专著相比，本丛书具有出版周期短、持续性强、主题突出、内容精练、阅读体验佳等特点。在图书出版的同时，同步通过万方数据库等互联网平台进入全国的医院，让各级临床医师和医学科研人员通过数据库检索到专家观点，并能迅速在临床实践中得以应用。

在与专家们沟通过程中，他们对丛书出版的高度认可给了我们坚定的信心。北京协和医院邱贵兴院士表示"这个项目是出版界的创新……项目持续开展下去，对促进中国临床学科的发展能起到很大作用"。北京大学第一医院霍勇教授认为"百家丛书很有意义"。复旦大学附属华山医院毛颖教授说"中国医学临床百家给了我们一个深度阐释和抒发观点的平台，我愿意将我的学术观点通过这个平台展示出来"。我们感谢这么多临床专家积极参与本丛书的写作，他们在深夜里的奋笔，感动着我们，鼓舞着我们，这是对本丛书的巨大支持，也是对我们出版工作的肯定，我们由衷地感谢！

在传统媒体与新兴媒体相融合的今天，打造好这套在互联网时代出版与传播的高端医学专著，为临床科研成果的快速转化服务，为中国临床医学的创新及临床医师诊疗水平的提升服务，我们一直在努力！

科学技术文献出版社